アジ研選書49

不妊治療の時代の中東
──家族をつくる，家族を生きる──

村 上 　 薫 　 編

アジア経済研究所
IDE-JETRO

ま え が き

　本書は，2016 年度と 2017 年度の 2 年間にわたってアジア経済研究所で実施された研究会「中東イスラーム諸国における生殖医療と家族」の最終報告書である。

　1978 年に世界初の体外受精児がイギリスで誕生して 40 年。生殖補助技術を用いる不妊治療は，世界の多くの地域で，子どもを望む人々に光明を与える画期的な医療として普及をみてきた。中東もその例外ではない。

　不妊治療に用いられる生殖補助技術は標準化されており，また人間の身体にかかわることがらである以上，人々が患者として味わう経験は似かよったものになるのではないか。一方，人々が生殖補助技術という新たな選択肢にどう向き合うのか，さらには治療の経験や治療によって子を授かることに，どのような意味を与えるのかといったことがらは，社会的文化的な文脈と切り離しては考えられないだろう。生殖補助技術によって不妊が治療可能になった時代に，中東の人々は家族をどのようにつくり，生きようとしているのか。こうした関心を出発点として企画されたのが，上記の研究会である。

　日本人ジャーナリスト殺害を含む各地でのテロ事件や難民問題などの報道に接するなかで，日本では昨今，暴力に満ちた中東というイメージが以前にもまして強まっているように感じられる。不妊治療と家族という，私たちにとっても身近で切実なテーマを「窓」とすることにより，暴力や抑圧で彩られた中東のイメージとはちがう景色がみえてくるのではないか。それにより，中東という場や，そこに生きる人々への理解を深めることにつなげられるのではないか。研究会に集ったメンバーはそうした願いも共有してきた。

　研究会の運営と本書の出版にあたっては多くの方々のご助力を得た。研究会では，宇田川妙子，根村直美，松尾瑞穂，武藤香織の各氏に講師をお願いし，それぞれのご専門の立場からご教示いただいた。岡奈津子，高橋

理枝のお二人には，オブザーバーとしてご参加いただいた。本書の出版に際しては，岩崎えり奈，宇田川妙子，松尾瑞穂の各氏にコラムをご執筆いただいた。勝康裕氏には，研究所の編集・出版アドバイザーとしてご助言いただいた。モハンマドホセイン・ニコプール氏にはカバーへの作品の使用をご快諾いただき，熊谷聡氏には地図の作成にご協力いただいた。匿名の二名のレフェリーから詳細なコメントを受け，また編集担当者のご尽力を得た。この場を借りて，関係者の方々に心よりお礼を申し上げたい。

2018 年 2 月 4 日

編者

目　次

まえがき

序　章　不妊治療の時代の中東を生きる
　　　………………………… 村上　薫・後藤　絵美　*1*

　生殖補助技術への視点　*2*
　社会科学の対象としての「生殖」　*4*
　中東への視点　*5*
　中東における生殖補助技術の受容　*7*
　本書の構成　*9*

第1章　不妊治療と宗教──イスラームを中心に──
　　　…………………………………………後藤　絵美　*17*

　はじめに　*17*
　Ⅰ　中東地域とイスラーム　*19*
　Ⅱ　ガーデルハックのファトワー（1980年）
　　　──基本的ルールの誕生──　　*23*
　Ⅲ　ハーメネイーのファトワー（1999年）
　　　──新たな可能性の芽生え？──　*29*
　おわりに　*37*

コラム　イタリア　生殖医療の制度的変遷を考える
　　　………………………………………… 宇田川　妙子　*43*

第2章　男性役割から不妊と家族を考える
　　　　　──上エジプト出身者との出会いから──

　　　　　　………………………………………………岡戸　真幸　　51

　　はじめに　*51*
　　Ⅰ　家族に変容をもたらした二つの状況　*53*
　　Ⅱ　エジプトの家族における男性の立ち位置　*58*
　　Ⅲ　生殖補助医療と男性　*65*
　　おわりに　*76*

第3章　女性からみたカイロの生殖の一風景
　　　　　──家族をめぐる二つの期待の狭間で──

　　　　　　…………………………………………　鳥山　純子　　81

　　はじめに　*81*
　　Ⅰ　Mとその妻ファイザ　*82*
　　Ⅱ　子どもを欲しがるエジプト社会　*85*
　　Ⅲ　女性にとっての「子どもをもつ」こと　*89*
　　Ⅳ　妊娠・出産のための努力　*93*
　　Ⅴ　女性の問題としての性交渉，妊娠，出産　*99*
　　Ⅵ　新たな病としての「子ども欲しい病」　*102*
　　おわりに　*107*

コラム　チュニジア　家族計画と女性の変化
　　　　　………………………………………………　岩崎　えり奈　　111

第4章　トルコで不妊を生きる
　　　　——キャリア女性が夢みる理想の家族——
　　　　……………………………………………… 村上　薫　　121

　はじめに　*121*
　Ⅰ　不妊治療の風景　*123*
　Ⅱ　不妊（クスル）とは何か　　*128*
　Ⅲ　圧力の所在　*132*
　Ⅳ　夫とつくる愛の家族　*138*
　おわりに——不妊の先へ——　*144*

コラム　インド　医療ツーリズムと不妊治療 … 松尾　瑞穂　　149

第5章　イランにおける遺伝性疾患と家族
　　　　——結婚とリプロダクションの選択に
　　　　　焦点を当てて—— …………………… 細谷　幸子　　157

　はじめに　*157*
　Ⅰ　イランにおける結婚とリプロダクション　*158*
　Ⅱ　重症型サラセミア出生「予防」プログラム　*162*
　Ⅲ　重症型サラセミアの男女の結婚とリプロダクション　　*167*
　Ⅳ　重症型サラセミアどうしの結婚　*175*
　Ⅴ　出生「予防」にたいする考え　　*180*
　Ⅵ　生殖補助医療の利用　*186*
　おわりに　*189*

コラム　イラン　養子縁組制度の新展開 ……… 細谷　幸子　　195

終　章　家族をつくる，家族を生きる …………… 村上　薫　　*203*

　「子どもをもつこと」への社会的圧力　　*203*

　子ども観の多様化　　*205*

　生殖補助技術の利用——医療，お金，倫理——　　*206*

　不妊からみえる家族のかたち　　*208*

巻末付録 ……………………………………………… 細谷　幸子　　*211*

　Ⅰ　生殖医療の背景情報　　*211*

　Ⅱ　生殖医療にかんする情報　　*222*

索　引 ……………………………………………………………… *241*

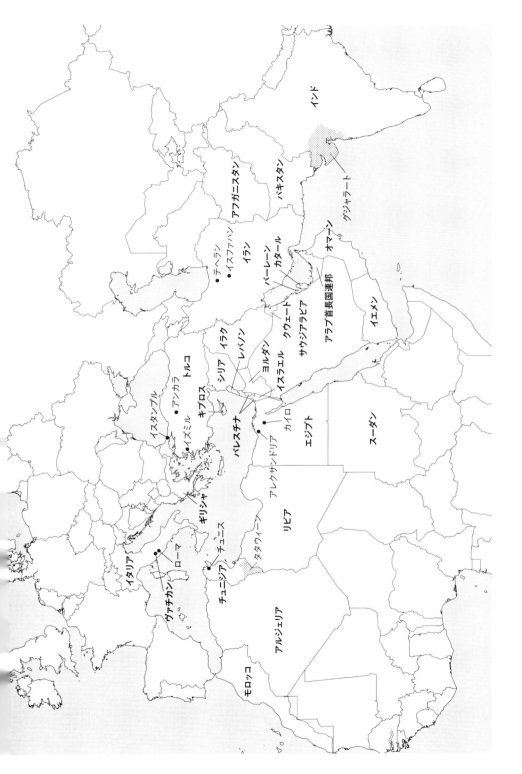

不妊治療の時代の中東を生きる

村上　薫・後藤　絵美

　世界初の体外受精児がイギリスで誕生したのは 1978 年のことである。情報や医療技術のグローバル化が進むなか，この出来事は日本などと同様に，中東地域の人々にとっても新しい時代の幕開けを意味した。エジプトでは，1986 年に国内初の体外受精専門クリニックが開設され，翌年には最初の体外受精児の誕生が話題になった。その後，顕微授精の技術が実用化したのは 1990 年代前半のことである。それから 20 年余り，生殖補助技術を用いた不妊治療は，中東においても標準化された医療の一部として普及してきた。

　2012 年にエジプトで公開された映画『パパ』(*Bābā*)[1] は，そうした不妊治療の時代に生きる人々を描いたフィクション・コメディーである。主人公は不妊専門医のハーゼム。ある日，彼のもとに，数カ月前に結婚したばかりの友人が訪ねてきてこう言った。「今すぐ顕微授精をたのむ」。驚いたハーゼムが理由を尋ねると，友人は答えた。「結婚式の翌日から，親戚が『赤ん坊はまだか』と聞いてくるんだよ。こんなのは早く済ませてしまいたい」。

　「いきなり顕微授精だなんてせっかちなやつだ」と笑っていたハーゼムだったが，やがて彼自身も思いがけない状況に追い込まれる。毎日が忙しく，疲れ切って帰宅し，ソファーで眠ってしまうハーゼムに，新婚の妻が「私も顕微授精をしてほしい」と願い出てきたのだ。医師として何人もの

体外受精児を世に送り出してきたハーゼムであったが，妻の言葉に衝撃を受け，「子どもは自然な形で生んだ方がいいに決まっている」と叫ぶ。

　不妊が治療可能となった時代，子をもつ手段の選択肢が増えるなかで，家族をめぐる状況はどのように変化したのだろうか。本書では中東を舞台に，この問いを考えていく。

生殖補助技術への視点

　生殖補助技術（assisted reproductive technologies: ART）とは，子どもをもつために生殖を補助するさまざまな技術である。おもなものとして夫婦・カップル間の体外受精，顕微授精のほか，第三者がかかわる生殖補助技術がある。体外受精とは，卵子と精子を体外に取り出して受精させ，その受精卵を女性の子宮に移植する技術であり，顕微授精とは，顕微鏡下で体外にある卵子に精子を受精させる技術である。第三者がかかわる生殖補助技術には，提供精子による人工授精，提供精子や提供卵子による体外受精，そして第三者が妊娠と出産を「代理」で行う代理出産が含まれる（柘植2012）。

　本書では柘植あづみにならい，体外受精や顕微授精などに限定する場合は「生殖補助技術」，生殖補助技術にかんする医療を指す場合には「生殖補助医療」，また生殖にかかわる技術全般を指す場合には「生殖技術」と表記し（柘植2012），これらすべてを含めて「生殖医療」としている[2]。

　不妊（infertility）は，子どもを望んでいるのにもかかわらず子どもができない状態を指す。世界保健機関（WHO）は不妊（症）の医学的定義として，「避妊することなく男女が通常の性交を継続的に行っているにもかかわらず，1年のあいだ臨床的妊娠の成立をみない生殖器系の病状」と定義している[3]。本書では国によって定義や意味に幅があることを考慮し，とくに注記しないかぎり，「不妊」は子どもができないことを指して用いている。「不妊治療」はタイミング法など，生殖補助技術を使わない方法も含む医学的な治療全般を指して用いている。

　1978 年にはじめて体外受精の技術により出産が実現して以降，生殖技術は急速に進展した。最大の変化は，人間の卵子と精子が体外に取り出して受精させられるようになったこと，さらに卵子と受精卵が体外で保存可能となったことである。これによって受精は性交から切り離され（体外受精），さらには他人から提供された精子や卵子を用いた受精や，受精卵を第三者の女性の子宮に移植して妊娠・出産してもらう代理出産などが医療にとりこまれた。これらの技術の進展により，「子どもが欲しいのにできない」状態は病気とみなされ治療の対象となった（不妊の医療化）。

　生殖補助技術の利用は，それまでに存在しなかったさまざまなかたちの家族を実現させ，親子のつながりのありかたを変化させる可能性をもつ。第三者がかかわる生殖が可能になったことで，生まれてきた子にとっての親は誰なのか，親子関係をどのように規定するのかという問いが生まれたり，親子関係が複雑化したりしてきた。また，同性愛者のカップルやシングルの女性や男性にも，血のつながる子をもつことが可能になった。生殖補助技術の発展と利用の拡大は，子どもをもつ可能性を広げるとともに，法的・倫理的に，どの技術を認めるのか，誰がそれを用いて子どもを得ることができるのか，という問いを生んできた。これはすなわち，家族とは何か，親子とは何かという問いでもあった（柘植 2012, 2-3）。

　生殖補助技術の発展はまた，受精卵診断により先天的な疾患をもつ受精卵の選択的中絶を行うなど，生殖の初期段階（受精）への介入を可能にしたことにより，生命を人為的に操作することの是非をめぐる倫理的問題をもたらした。このほかにも，代理出産を引き受ける女性を「搾取」していないかが問われたり，精子や卵子，受精卵の授受や売買，体外に取り出された卵子や受精卵が再生医療研究に用いられること（身体の資源化）の是非が問われたりしてきた（上杉 2005）。

　生殖補助技術の利用は，このようにさまざまな倫理的問題を伴ってきた。先進国では，1940 年代に第三者提供による人工授精の実施が始まったが，当初は秘密裡に治療がなされ，技術の応用が倫理的議論に先行していた。子の「出自を知る権利」を含む倫理的問題が議論されるようになったのは，1980 年代に入ってからである。日本においても，アメリカで代理出産に

よりもうけた子の親子関係を裁判所が認めず，議論をかもしたことは記憶に新しい。

　倫理的問題を伴うゆえに，この技術の利用は規制の対象とされてきた。その結果，自国では受けられない高度な医療や，より安価な治療，自国では禁じられている治療（たとえば第三者提供や代理出産）を求めて患者が移動する，いわゆる生殖ツーリズムが起きてきた。提供者や妊娠・出産を担う女性の身体への負担が大きい卵子提供や代理出産は，しばしば途上国の貧しい女性によって担われてきた。これらの技術を用いた医療は，グローバルな格差構造の上に成立しているという点においても，倫理的議論を呼んできた。

社会科学の対象としての「生殖」

　生殖や生殖技術が社会科学の対象となったのは，ここ40年ほどのことである。1970年代末，世界初の体外受精児の誕生を契機に世論の関心が高まると，生殖や生殖技術は医学や法学，生命倫理学などの分野で盛んにとりあげられるようになった。また，社会学や人類学，ジェンダー研究などの社会科学の領域においても，しだいに研究対象とみなされるようになった（上杉2005）。

　人類学の分野では，生殖補助技術がジェンダー秩序におよぼす影響に関心が寄せられてきた[4]。生殖補助技術を利用する際，男女どちらに不妊の原因がある場合でも，女性にはより多くの，また侵襲性の高い治療が施されることになる。ジェンダー化された技術のありかたは，生殖の責任は女性にあるという従来の観念を強化させかねないことが指摘されてきた。

　一方で，影響を受けたのは女性だけではなかった。多くの社会では男性不妊は性的不能や男性性の欠損を想起させ，そのために隠すべきものとされる傾向にあった。しかし，顕微授精技術の導入によって男性不妊が治療可能になると，それを「恥」とみなす既存のジェンダー秩序に変化の兆しが現れた。また，この技術によって男性は高齢でも生殖が可能になった。

このことは生殖に使うことのできる時間の男女差を拡大させた。結果として，夫が若い卵子を求めて新しい妻を迎えたり，妻に加齢に伴う新たな苦悩の感情がもたらされたりするという状況も生じた。

　生殖補助技術の進歩に伴って生まれた親子関係の新たなありかたをめぐっても，多くの研究が蓄積されてきた。生殖補助技術の利用は，親子のつながりの概念を複数化したが，それによって親子関係は自然で所与のものではなく，つくりだしていくものともとらえられるようになった。代理出産を例にとるなら，この技術は，「遺伝上の母」，「産みの母」，「依頼した母」という複数の「母」を出現させることにより，「ゆるぎない母子の絆」というイデオロギーを突き崩した。

　他方で，生殖補助技術の利用は必ずしも新しい家族のかたちには向かわず，当該社会の「家族」を構成する中心的な価値によって方向性が与えられてきたことも指摘されてきた。アメリカにおける代理出産について，生殖補助技術が「伝統的家族」の崩壊を招くより，むしろ，そうした家族像を達成するものとして正当化され，利用されているという報告もある（Ragone 1994）。

　生殖補助技術は，さらには，人々が望ましいと考える家族像を達成する手段となるだけでなく，そうした家族像の達成を強いる権力としてもとらえられてきた。不妊が治療可能になったことで，以前であれば「親」になることをあきらめていたであろう不妊の女性や夫婦が，治療を選ばざるを得ない状況がつくられる場合もあるからである（Franklin 1997）。

中東への視点

　「中東」とは，「アジア」や「ヨーロッパ」などと同様に，曖昧な地域概念である。この語は，20世紀はじめに軍事用語として「ヨーロッパからインドへの道筋にあるアジア地域」を指して用いられたといわれる。1948年には，国連の用語に採用され，以後，一般に，アフガニスタンからモロッコまでを含む，西アジア・北アフリカ地域の総称として用いられてき

た。近年では現地の人々のあいだでも，独自の地域観念[5]とともに使用されている。

　中東地域に共通点があるとすれば，ひとつは，イスラームの影響力が強いことである。現在，同地域にある国々ではムスリム（イスラーム教徒）の人口が全体の9割以上を占めている。歴史的にも，イスラームの価値観や世界観が，この地に暮らしてきた人々に多かれ少なかれ影響を与えてきたことが知られている。一方で，中東には多く言語や文化がある。主要なもののなかには，アラビア語とアラブ文化，トルコ語とトルコ文化，ペルシア語とペルシア文化があるが，それらの文化圏のなかでも，地域による方言や，しきたりのちがい，地理的・社会的・政治経済的要因による考え方や生活のちがいは決して小さくない。

　広大で多様性に満ちた中東地域のうち，本書で扱えるのはごく一部にすぎない。具体的には，エジプト，トルコ，イランの3カ国がおもな対象である。この3カ国はそれぞれ，アラブ文化圏，トルコ文化圏，ペルシア文化圏の中心地を自負し，また周囲からもそのようにみなされてきた（なお，イスラエルは，これら3カ国とは宗教的文化的に異なる世界的な生殖補助医療先進国であり，多くの興味深い事例をもつ。しかし，経済規模も医療技術の水準も域内で突出していることから，別途とりあげるべきと判断し，本書では扱わなかった）。

　これら3カ国を含め，中東地域に共通するもうひとつの特徴は，結婚し子をもうけ家族をなすことに高い価値がおかれていることである。女性も男性も，自らの家族をなすことで社会的にも個人的にも完成し，一人前の女あるいは男としてのジェンダー・アイデンティティの達成がかなうとされており，それゆえ不妊には強いスティグマ[6]が伴う。社会生活の基盤は拡大家族を含む親族にあり，結婚や出産，そしてそれがかなわない状態としての不妊はしばしば，当事者である男女のみならず親族全体の関心事となる。

　もっとも，中東地域においても家族は変化のうちにある。エジプト，トルコ，イランの3カ国では，出生率は低下する傾向にある。背景のひとつは，人口の急増が貧困を深刻化させるという危惧から，1960，70年代を

さかいに人口政策が転換され，政府主導で家族計画が推進されたことにある。ロマンチック・ラブによって結ばれる結婚への憬れや，性別分業にたいする女性の意識の変化，経済発展に伴う教育費の負担増など，結婚や出産を取り巻く環境も，さまざまな面において変化しつつある。しかし変化のうちにありながらも，結婚や子を産み育てることを重視する価値観は維持されており，そのことが同地域での生殖補助技術を用いる不妊治療への高い潜在的需要を生み出してきた。

　生殖補助技術は一定の医療水準が確保されてはじめて応用可能な技術であり，高価でもある。中東には富裕な湾岸産油国から最貧国に分類されるアフガニスタンまで，異なる経済水準の国が存在している。本書が扱う3カ国はそのあいだに位置するが，トルコは経済規模が大きく，国民の所得水準も1人あたりGDPが1万150ドルであるのにたいし，イランは6110ドル，エジプトは3390ドルである。こうした経済水準の差は，不妊治療を含む医療サービスの水準の差にも反映されている（巻末付録表付-1参照）。

中東における生殖補助技術の受容

　中東では親になることが規範化され，不妊は男性性や女性性の欠損であるとして大きなスティグマとなる一方，イスラーム法解釈の影響により養子縁組が不妊解決のための選択肢になりにくい（詳細は第1章を参照）。こうした状況が，同地における生殖補助技術の受容の背景をつくってきた。

　中東で最初の体外受精が実施されたのは1986年，サウジアラビアにおいてであった。同年，エジプトとヨルダンがこれに続き，以後，中東の生殖補助医療産業は急速に発展を遂げた。富裕な湾岸産油国だけでなく，開発がより遅れたエジプトやモロッコといった国々でも体外受精クリニックが続々と開設された。現在，中東は生殖補助医療がもっとも盛んな地域のひとつである。この地域ではまた，生殖ツーリズムも盛んである（Moghimehfar and Nasr-Esfahani 2011; Inhorn 2011）[7]。

　欧米先進国において，生殖補助技術の受容に関連してとくに注目されて

きたのが，第三者が介在する治療実践による親子関係の複雑化であり，それに伴う倫理的な問題であった。一方，中東地域での議論においては，宗教にかかわる語彙が用いられつつ，従来の家族のありかたが保守される傾向がみられた。域内の大半の国では，不妊治療にたいして積極的な姿勢がとられつつも，第三者が介在する治療は禁じられてきた[8]。その状況は，当事者によってしばしば，「イスラームでは生殖補助技術を夫婦間でのみ利用可能とし，第三者の精子や卵子を用いた治療や代理出産が禁じられている」という言葉で説明されてきた。そこで中東での生殖補助技術の受容をとりあげる研究の多くは，イスラームの宗教言説の分析を柱のひとつとしてきた（たとえばSerour 2008; Clarke 2007; 2009; Inhorn and Tremayne 2012; 青柳 2015; 2016）。

　もうひとつの柱となってきたのが，不妊治療をめぐる人々の言葉と行為に注目し，不妊と親族関係，家父長制，ジェンダー・アイデンティティの関係を問う民族誌的研究である。議論を牽引してきたのは，アメリカの医療人類学者マルシア・インホーンである。インホーンは，中東研究の枠を超えて，生殖補助技術の社会的文化的研究の第一人者として知られる。エジプトやレバノンなどの体外受精クリニックでフィールドワークを行った彼女は，不妊がいかに社会的に構築されているか，不妊の当事者の経験はいかなるものかを描き出してきた。インホーンによれば，子をもつことは，女性だけでなく男性にとっても自己の欲望の実現という範疇を超えた社会的な命令であり，それに従えないことは女性／男性としての欠損を意味し，強いスティグマを伴う[9]。ただし，男性らしさや女性らしさの基準には変化もみられる。インホーンは，エジプトやレバノンのミドルクラス（中産階級・中間層）の不妊カップルのあいだで，妻にたいする愛情から自らの不妊を受け入れ，積極的に治療にのぞもうとする，新たな男性像が生まれていると報告している（Inhorn 2012）。

　以上のような研究動向の上にある本書もまた，家族に焦点を当てつつ，中東における生殖補助技術の受容の問題を，宗教言説へのアプローチと民族誌的記述によるアプローチという二つによって検討するものである。その際，いずれのアプローチについても，先行研究とくらべて議論の射程を

幅広く設定した。前者についていえば，イスラームをおもに扱いながらも，個別の言説分析を行うのではなく，宗教と呼ばれるもの全体に通底するものは何かを明らかにすることをめざした。また，後者について，インホーンを含め，中東における生殖補助技術の民族誌的研究は，おもに体外受精クリニックの患者と医療専門家にたいする調査にもとづくものであった[10]。クリニックの患者とは，自分たちは不妊ではないかと疑い，不妊と診断されれば治療を受けようと行動を起こす人々であり，不妊に悩む人々の一部でしかない。人々が生殖補助技術を利用する背景を知るためには，彼ら，彼女らがどのような家族をもちたいと考えるのかを含め，より広い文脈とともにみていく必要がある。そこで，本書では患者の視点だけでなく，少し引いた地点から，子をもつことや家族をつくること，そのための生殖補助技術の利用をめぐる人々の営みを描き出していく。

本書の構成

　本書の構成は以下のとおりである。生殖補助技術は世界各地で倫理的議論を伴ってきたが，その際の倫理の基準はさまざまであり，中東では宗教がそのひとつを担ってきた。第1章「不妊治療と宗教」は，イスラームの法学者らによる議論をたどることで，中東の生殖補助技術の利用の倫理的背景の複雑さを描き出すものである。中東における議論は，一見，イスラームをはじめとする宗教の枠組みのなかで行われてきたようにみえる。しかし，じつはその枠組み自体が，人々によってつねにつくりだされ，つくりかえられてきたものだったということが同章では明らかになる。

　同章において強調されるように，イスラームが生殖補助技術の利用の方向性を定める複数の枠組みのひとつでしかないとすれば，中東に生きる人々の生殖補助技術の利用を，「イスラームでは」のひとことで説明することはできない。その他の枠組みにはどのようなものがあるのか，宗教的見解が技術の利用を規定する多様な枠組みのなかのどの位置を占めるかは，日常生活における宗教の位置づけをつぶさにみる作業を通じて明らかにさ

れなければならない。それを含め，中東地域における生殖補助技術の利用の背景と状況をとらえようとするのが，エジプト，トルコ，イランでのフィールドワークにもとづく四つの章である。各章では，不妊が治療可能になった時代におけるさまざまな家族観や，子をもち家族をつくることをめぐって人々が抱いてきた思い，そしてとってきた行動が描き出される。

　最初の二章では，不妊とも不妊治療ともほぼ無縁の人生を送る男女の目をとおして，家族観や生殖観の変遷が描かれている。

　第2章「男性役割から不妊と家族を考える」は，男性にとって結婚し子をもち家族をつくることの意味を，著者がフィールドで出会った伝統的な家族観をもった地方出身者たちとのかかわりから考察する。伝統的な家族概念では，男性は子をなし，系譜をつなぐことが期待されるために，それがかなわない男性不妊は，本人や夫婦間の問題である以上に，男性側の親族の問題となる。男性不妊は，女性不妊と異なり親族のあいだでも語られない。それは，男性不妊が，性的不能を含む「男らしさ」の欠如を想起させるためである。

　第3章「女性からみたカイロの生殖の一風景」は，とある女性とその夫の生殖観のへだたりに着目し，これを糸口としてカイロ郊外における生殖をとりまく状況の変化を描いている。母役割の重心が子を産み育てることから子の教育にうつるなか，新しい役割をまっとうできない妻はかつての役割から抜け出せず，子を産み続けて承認を得ようとする。一方，教育費負担が増すなか，扶養責任を負う夫には妻の行動が理解できない。子をもつという規範は，社会的経済的変化のなかで，ときに夫婦のあいだでも共有されないのである。

　続く二章では，不妊と不妊治療を身近な問題として経験する人々が主役として描かれる。第4章「トルコで不妊を生きる」は，ミドルクラスのキャリア女性たちが，子を産み育てるという期待や圧力をいかに生きているかを描く。彼女たちは，不妊を女性としての欠損とみなす規範を受け入れつつも，夫婦愛という別の価値観のなかで子をもつことの意味を見いだそうとし，子をもたない人生をも肯定するのである。

　第5章「イランにおける遺伝性疾患と家族」では，不妊のスティグマが

強いイラン社会において，不妊である確率が高く，生殖補助医療を利用しても妊娠・出産できる可能性が低い遺伝性疾患の人々の選択を描く。健常者と結婚し，不妊治療により子をもつという選択をする人もいれば，周囲の反対にあいながら，患者どうしの結婚を選ぶ人々もいる。後者はしかし，決して「健常者と結婚できないから仕方なく患者どうしで結婚した」のではなく，自分自身の幸せのためにそれを選択したのであった。

　以上の2章から5章は，おもにフィールドワークのなかで聞きとりや参与観察を通じて得られるデータにもとづいている。こうした記述や分析は，事例が限定的で一般性に欠けるという批判があるかもしれない。だが，フィールドワークによるアプローチは，個々の人々の主体的選択や打算，ときに首尾一貫しない行動やそれを正当化する論理などをつぶさにみることにより，大規模調査で得られたデータからはみえてこない，社会生活の機微を解き明かすうえでの重要な手がかりを与えてくれる。

　本書ではまた，中東とその周辺地域における不妊治療の実践にかんする情報提供として，チュニジアの家族計画，イランの養子縁組，インドの医療ツーリズム，および宗教（カトリック）が生殖補助医療の制度化に一定の役割を果たしてきたイタリアの事例について，コラムを設けている。インドのコラムは，中東の不妊治療を語るうえで重要な主題のひとつである生殖ツーリズムについて，イスラエルとの関係に言及している。イタリアは中東と同様，宗教と保守的な家族観のもとで，従来の家族関係を脅かす第三者提供のような医療技術の利用が忌避されてきた。しかし，グローバル化のなかで家族観が変容し，それが第三者提供に容認的な法改正につながった。コラムでは，本論でとりあげることのできなかった権力の問題にも言及している。これは家族観や生命観を論じるうえではずせない重要な視点である。

　巻末付録では，生殖医療の利用について用語解説を行い，制度と実践のデータをまとめた。生殖医療の実践は，国家法，イスラーム，社会規範など複数の制度によって重層的に規定されている。ここでは国家法と医師会ガイドラインを整理する。実践については治療実績とともに，中東における生殖補助医療の特徴についてもふれている。

本書をとおして明らかになるのは，理想とされる家族のかたちが，中東においてもつねに多様性と変化のなかにあるということである。結婚し，子をもって一人前という規範が維持される一方，それとは異なる家族のかたちを生きる人々もいる。生殖補助技術を用いて不妊が治療可能となった時代にも，子をもてない人がおり，あえてもたない人もいる。エジプト，トルコ，イランを舞台としつつも，本書はそれぞれの「総論」をめざすものではなく，ましてや中東地域全体を包括する議論を提示するものでもない。その意味で本書が描き出すのは，ごく限定的な状況である。だが，人々が抱く悩みや葛藤，喜びや悲しみは，個々の具体的な生に焦点を当てることによってこそ，日本に暮らす私たちにも身近なことがらとして現れるように思う。

　昨今の日本での中東のイメージは，必ずしも明るいものでも身近なものでもない。権威主義体制の復活や，シリア内戦，難民問題，日本人ジャーナリストの殺害を含む各地でのテロ事件などが注目されている。人々の行動原理は，しばしば宗教や部族主義で説明され，その地で生起する現象はステレオタイプに満ちた議論でかたづけられてきた。本書では，生殖補助技術の導入により，中東の人々が家族をどのようにつくり，生きようとしているのか，その営みをとりあげた。家族という誰にとっても身近な問題を照射することにより，中東という場や，この地に生きる人々への理解を深めることが，執筆者一同のめざすところである。

〔注〕
⑴　アクラム・ファリード監督，アフマド・サッアー主演，ダラールフィルム制作。
⑵　「生殖補助技術」（assisted reproductive technology: ART）の用語法（日本産科婦人科学会は「生殖補助医療」または「生殖補助医療技術」と表記している（日本産科婦人科学会 2013））や，定義（人工授精を含めない立場もある）については，複数の見解があり，定まっていない。こうした点も踏まえて，本書では柘植（2012）の定義にのっとる。
⑶　「不妊」についても定義は定まっていない。世界保健機関（WHO）の見解でも，どのような立場で定義するかによって位置づけが異なる（http://www.who.int　2017 年 12 月 26 日最終アクセス）。
⑷　以下の記述は，おもに Inhorn and Birenbaum-Carmeli（2008）に依拠している。

(5)　たとえば，マシュリク（東の地）とマグリブ（西の地）という地域概念がある。マシュリクは通常，エジプト，湾岸諸国，シリア，イラクなど東アラブ地域を，マグリブはチュニジア，アルジェリア，モロッコを含む北アフリカ地域を指す。

(6)　スティグマとは，ギリシャ語で，奴隷や犯罪者の身体に刻印された印の意。非常な不名誉や屈辱を引き起こすものの意で用いられる。社会学者ゴッフマンはこれを社会心理学的概念に洗練した。彼によればスティグマとは，ある社会における「好ましくないちがい」であり，このちがいにもとづいてスティグマを負ったものにたいする敵意が正当化されたり，当人の危険性や劣等性が説明されたりする。その結果さまざまな差別が行われる（森岡・塩原・本間 1993；ゴッフマン 2001）。本書では，ゴッフマンの議論に即してこの語を用いている。

(7)　ただし実態の把握は難しく，全体像はよくわかっていない。

(8)　そのため中東は，サウジアラビアとトルコが子宮移植の臨床応用で知られるものの（Robertson 2016），総じて生殖補助技術の先端的な実践や議論から遠くに位置してきた。

(9)　たとえば Inhorn（1996）。インホーンの研究の詳しいレビューとして，鳥山（2016）を参照。

(10)　クリニックが議論の起点となるのは，中東に限らず生殖補助技術の民族誌研究全体に共通する傾向でもある。インド農村社会における不妊を研究する松尾瑞穂は，不妊を生殖医療技術とのかかわりから主題化してきたこれまでの研究において，先進国中心という調査地域の限定性と，クリニックやラボでの患者と医療専門家への聞きとりが中心という調査対象の限定性という，二重の限定性が存在してきたと指摘する（松尾 2013, 12）。

〔参考文献〕

<日本語文献>
青柳かおる 2015.「生殖補助医療に関するスンナ派イスラームの生命倫理」『比較宗教思想研究』15 19-41.
――――― 2016.「イスラームにおける生殖補助医療――シーア派を中心に――」塩尻和子編『変革期イスラーム社会の宗教と紛争』明石書店 188-209.
石井理 2016.『生殖医療の衝撃』講談社.
上杉富之 2005.「序論」上杉富之編『現代生殖医療――社会科学からのアプローチ――』世界思想社.
ゴッフマン，アーヴィング 2001. 石黒毅訳『スティグマの社会学――烙印を押されたアイデンティティ――』（改訂版）せりか書房.
柘植あづみ 2012.『生殖技術――不妊治療と再生医療は社会に何をもたらすか――』みすず書房.
鳥山純子 2016.「中東における生殖補助技術の利用に関わる社会・文化的研究の動向――M. インホーンによる研究のレビューから――」村上薫編『中東イスラーム諸国における生殖医療と家族』研究会調査報告書，日本貿易振興機構アジア経済

研究所　26-37.（http://www.ide.go.jp/ 内に掲載。2017 年 2 月 1 日最終アクセ
ス）．
日本産科婦人科学会編 2013.『産科婦人科用語集・用語解説集』（改定第 3 版）日本産
科婦人科学会事務局．
松尾瑞穂 2013.『ジェンダーとリプロダクションの人類学──インド農村社会の不妊を
生きる女性たち──』昭和堂．
森岡清美・塩原勉・本間康平編 1993.『新社会学辞典』有斐閣．

<英語文献>

Clarke, Morgan 2007. "Children of the Revolution: 'Ali Khamene' i's 'Liberal' Views on
　　in vitro Fertilization," *British Journal of Middle Eastern Studies* 34(3) 287-303.
────── 2009. *Islam and New Kinship: Reproductive Technology and the Shariah in
　　Lebanon*, New York and Oxford: Berghahn Books.
Franklin, Sarah 1997. *Embodied Progress: A Cultural Account of Assisted Conception*,
　　London: Routledge.
Inhorn, Marcia C. 1996. *Infertility and Patriarchy: The Cultural Politics of Gender
　　and Family Life in Egypt*, Philadelphia: University of Pennsylvania Press.
────── 2011. "Globalization and Gametes: Islam, Assisted Reproductive Technologies,
　　and the Middle Eastern State," In *Reproduction, Globalization, and the State:
　　New Theoretical and Ethnographic Perspectives*, edited by Carole H.Browner
　　and Carolyn F. Sargent, Durham and London: Duke University Press.
────── 2012. *The New Arab Man: Emergent Masculinities, Technologies, and Islam
　　in the Middle East*, Princeton: Princeton University Press.
Inhorn, Marcia C., and Soraya Tremayne eds. 2012. *Islam and Assisted Reproductive
　　Technologies: Sunni and Shia Perspectives*, New York and Oxford: Berghahn
　　Books.
Inhorn, Marcia C., and Daphna Birenbaum-Carmeli 2008. "Assisted Reproductive
　　Technologies and Culture Change," *Annual Review of Anthropology* 37: 177-
　　196.
Moghimehfar, Ferhad, and Mohammad Hossein Nasr-Esfahani 2011. "Decisive Factors
　　in Medical Tourism Destination Choice: A Case Study of Isfahan, Iran and
　　Fertility Treatments," *Tourism Management* 32(6): 1431-1434.
Ragone, Helena 1994. *Surrogate Motherhood: Conception in the Heart*, Boulder:
　　Westview Press.
Robertson, John A. 2016. "Other Women's Wombs: Uterus Transplants and
　　Gestational Surrogacy," *Journal of Law and the Biosciences* 3(1)：68-86.
　　(https://doi.org/10.1093/jlb/lsw011　2017 年 8 月 4 日最終アクセス）．
Serour, Gamal I. 2008. "Islamic Perspectives in Human Reproduction," *Reproductive
　　BioMedicine Online* 17 Supplement 3: 34-38.（http://www.rbmojournal.com 内
　　に掲載。2015 年 2 月 18 日最終アクセス）．
Solinger, Rickie, and Mie Nakachi eds. 2016. *Reproductive States: Global Perspectives*

on the Invention and Implementation of Population Policy, New York: Oxford University Press.

第 1 章

不妊治療と宗教
——イスラームを中心に——

後 藤　絵 美

はじめに

　不妊が治療可能となった現代，より多くの人が，子をもつことや家族を
つくることに希望を抱けるようになった。一方で，生殖をめぐって，どこ
まで「自然」から逸脱しうるのかという問いも生まれた。体外で受精卵を
つくること，第三者の精子や卵子を使用すること，凍結保存によって受精
や着床の時期を調整することなど，生殖補助医療が進歩するにつれて，
人々はその技術の利用をめぐって，さまざまな迷いや戸惑いを抱くように
なった。それはときに，科学の急激な進歩にたいする戸惑いであり，社会
的・文化的な難しさや個人的感情や信条を前にした迷いや葛藤であった。
　本章では，不妊治療をめぐるこうした倫理的な側面について，宗教との
かかわりから検討してみたい。中東地域は社会的・文化的にも，個人的な
感情や信条という点においても，宗教の影響が強い地域だといわれている。
では，不妊治療について，それはどのように表れてきたのだろうか。この
地域において，宗教は，いかに人々の倫理的判断に影響を与え，その行動
を規定してきたのだろうか。本章では，おもにイスラームにかかわる状況
をみていくことにしたい。
　ムスリム（イスラーム教徒）が人口の多数派を構成する中東地域で，体

外受精専門のクリニックがはじめて開業したのは1980年代後半のことである。その数年前からムスリムの医師や患者，その家族のあいだで議論されてきたのが，治療に用いられる技術が宗教的に「合法」かという点であった。本章で注目するのは，この問いが人々のあいだでどう論じられてきたのかである。誰が何を根拠に，どのような語彙や論理を用いて，その答えを提示してきたのか。以下では，議論の発端となり，またその中核をかたちづくってきた二人のイスラーム法学者の見解を軸に検討していく。

本章は三つの節から構成される。Ⅰでは中東地域の宗教分布を把握するとともに，イスラームとその法のあり方を概観する。ユダヤ教とキリスト教の聖地を擁する中東地域だが，人口の大半を占めるのはムスリムである。ムスリムは啓典クルアーン（コーラン）と預言者ムハンマドにかんする伝承をおもに参照しつつ，信徒が従うべき法を導き出してきた。Ⅰでは，イスラーム法の特徴を，一般信徒からの具体的な問いに法学者が答えるという形式をとるファトワー（法的意見）を事例に概観する。

Ⅱ以降は生殖補助医療とイスラームの関係を扱う。Ⅱでは，1980年にエジプトのファトワー庁の長官ガーデルハック（1917〜1996年）が示したファトワーの内容を検討する。これは，イスラームの主要な宗教権威が生殖補助技術の利用についてその合法性を詳しく論じた最初のものとして，エジプト内外で大きな注目を浴びた。そのなかで提示されたのは，「婚姻関係内の男女の精子と卵子を用いた治療は合法である」という見解であった。これはその後，ムスリムが生殖補助医療を享受する際の基本的ルールとみなされるようになった。

一方で，そのルールから逸脱する見解を示したのが，Ⅲで扱うイランのハーメネイー（1939年〜）である。1999年に，当時イラン・イスラーム共和国の最高指導者であったハーメネイーが出したファトワーでは，「婚姻関係外の男女の精子や卵子を用いた治療も合法である」とされた。同節では，この結論がどのように導き出されたのか，その論理構造の一端を明らかにするとともに，これにたいする反応に言及する。

「おわりに」では，同じ宗教典拠を共有しながらも，異なる結論が導き出されるという状況が，イスラームに限られたものではなく，中東地域の

ほかの宗教においてもみられることを指摘する。以上をとおして，中東地域における不妊治療と宗教をめぐる「枠組み」の全体像を浮かび上がらせてみたい。

I　中東地域とイスラーム

中東地域の宗教分布

　中東地域の各国は，ユダヤ教徒が多数派を占めるイスラエルを除いて，多数派のムスリムと少数派のキリスト教徒という人口構成になっている（表1-1）。とくに本書で注目するエジプト，トルコ，イランでは，ムスリム人口比が9割以上を占めている。この3カ国を含め，中東諸国においてキリスト教徒は少数派であるが，そのなかにはビジネスや専門業界で活躍する人が多いことから，一定の存在感をもっている。

　中東のキリスト教徒には，アッシリア東方教会（431年のエフェソス公会議以降分離），非カルケドン派（451年のカルケドン公会議で分離），東方正教会（11世紀の東西教会の分裂によって成立），カトリック教会など，複数のグループがある。アッシリア東方教会の信徒はイラクに多く，非カルケドン派には，エジプトのコプト正教会やイランのアルメニア使徒教会，シリアのシリア正教会などが含まれる。レバノンやシリア，ヨルダンには東方正教会に当たるギリシャ正教会や，カトリック教会の信徒が多い。

　ユダヤ教は民族名に，キリスト教は救世主の呼び名にもとづく名称だが，「イスラーム」はアラビア語で「神に身を委ねること」を意味する。その信徒であるムスリムの原義は「神に身を委ねる人」である。ムスリムの信じるところでは，世界を創造した神は，被造物である人間にたいして，幾人もの預言者や使徒を送ってきた。預言者とは神からの啓示を預かる者であり，使徒とは啓示の意味を人々に説明し，信徒の模範となるよう遣わされた者である。ユダヤ教を広めたモーセも，キリスト教の始祖であるイエスも，神の預言者であり使徒であった。その後7世紀のアラビア半島で，

表1-1 国別宗教構成（2010 年）

国名	人口 （万人）	ムスリム （％）	キリスト教徒 （％）	ユダヤ教徒 （％）	その他 （％）
アラブ首長国連邦	751	76.9	12.6	0.1 以下	10.5
アルジェリア	3,547	97.9	0.2	0.1 以下	1.8
イエメン	2,405	99.1	0.2	0.1 以下	0.7
イスラエル	742	18.6	2.0	75.6	3.8
イラク	3,167	99.0	0.8	0.1 以下	0.2
イラン	7,397	99.5	0.2	0.1 以下	0.3
エジプト	8,112	94.9	5.1	0.1 以下	0.1 以下
オマーン	278	85.9	6.5	0.1 以下	7.6
カタール	176	67.7	13.8	0.1 以下	18.5
クウェート	274	74.1	14.3	0.1 以下	11.6
サウジアラビア	2,745	93.0	4.4	0.1 以下	2.6
シリア	2,041	92.8	5.2	0.1 以下	2.0
スーダン	3,360	90.7	5.4	0.1 以下	3.9
チュニジア	1,048	99.5	0.2	0.1 以下	0.3
トルコ	7,275	98.0	0.4	0.1 以下	1.6
西サハラ	53	99.4	0.2	0.1 以下	0.4
バーレーン	126	70.3	14.5	0.6	14.6
パレスチナ	404	97.6	2.4	0.1 以下	0.1 以下
モロッコ	3,195	99.9	0.1 以下	0.1 以下	0.1 以下
ヨルダン	619	97.2	2.2	0.1 以下	0.6
リビア	636	96.6	2.7	0.1 以下	0.7
レバノン	423	61.3	38.3	0.1 以下	0.4

（出所）　Pew Research Center. *The Global Religious Landscape: A Report on the Size and Distribution of the World's Major Religious Groups as of 2010*, A Pew Forum on Religion & Public Life Report, 2012. ("Table: Religious Composition by Country," pp. 45-50, http://www.pewforum.org）より筆者作成（一部改変）。

最後の預言者，そして使徒として遣わされたのがムハンマドだったというのがムスリムの理解である。そして，そのムハンマドをとおして，神が人間に与えた啓示の書がクルアーン（コーラン）である。

ムスリムの日常と法

ムスリムにとってクルアーンのなかの言葉は，一字一句に至るまで神に由来するものである。人間は神の被造物であり，創造主の意思に従って生きないかぎり，幸福を得ることはできないと考えられている。そうした論理あるいは価値観のもとで，ムスリムの人々は，啓典クルアーンや使徒ムハンマドにかんする伝承（ハディース），先行する宗教学者らの著述などに依拠しつつ，信徒が従うべき事柄とは何かを知ろうと努力してきた。その結果導き出されてきたのが，「イスラーム法」と呼ばれるものである[1]。

イスラーム法の第1の特徴は，来世での神の審判を前提としていることである。ムスリムのあいだで共有される世界観のなかでは，現世はやがて終わりを迎え，来世が始まる。終末の日，すべての人間は一度死に絶え，その後復活を果たし，神の前に連れ出されて現世での行いについての裁きを受ける。神の教えに従い，善行を積んできた者は永遠の来世を天国で幸福に過ごし，教えを守らなかった者はその罪の重さの分だけ地獄の炎に焼かれる。こうした世界観のもと，ムスリムの人々は，神の意思とは何かを自問し，宗教儀礼だけでなく，社会生活や家庭生活の行為のなかでもその法を遵守したいと望む。現世でのあらゆる行為にかかわる法であるという点が，イスラーム法の第2の特徴である。もうひとつ，第3の特徴としてあげられるのは，法にかんする知識を提供する「法学者」と呼ばれる専門家がいるものの，「何が神の意思か」についての最終的な判断は，信徒個々人によってなされるということである。

イスラーム法のあり方を端的に表す例として，ファトワーをとりあげてみたい。ファトワーとは，一般信徒が具体的な疑問や悩みについて，法学者の意見を求め，その回答として得られるものである。一般には「法的意見」と訳されることが多い。法学者とは，伝統的な方法でイスラーム法学を修めた学者のことである。その役割は，ファトワーを出すこと以外にも，法規定を導き出すことや，そのための方法論を検討すること，法廷でイスラーム法の知識を提供することなどがある。法規定とファトワーのちがい

は，法規定が「礼拝の手順」や「婚姻にかんする規定」など，主題を想定したうえで論じられるものであるのにたいして，ファトワーは信徒からの具体的な問いに答えるものだという点にある。また，法廷での判決とファトワーのちがいは，判決が強制的な執行力を伴うのにたいして，ファトワーはあくまでも法学者による意見とみなされ，執行力を伴わないことにある。ただし，イスラーム法の専門家の意見という意味で，一般信徒にたいして一定の心理的拘束力が発揮される場合も少なくない。

ファトワーは，法学者としての資格を認められた者であれば，誰でも発行することができる。それは，モスクなど礼拝所の宗教関連施設の一室で，法学者と質問者が対面するかたちで出されることもあれば，電話やメール，インターネットのウェブサイトをとおして出されることもある。その内容は口頭で述べられるだけのこともあれば，文書として残される場合もある。信徒のあいだで人気の高い法学者や，影響力のある人物のファトワーは，「ファトワー集」という書籍・冊子のかたちをとって広く流通している。

ファトワー集と呼ばれるものを繙くと，人々がさまざまな疑問を抱いてきたことがわかる。「神の存在を示す証拠とは何か」「なぜ礼拝が必要なのか」「人間は死後どうなるのか」といった教義にかかわる問いから，「豚肉が禁じられたのはなぜか」「浮気した夫を許すべきか」「不妊の息子の結婚は許されるのか」といった日常生活にかかわる問いまで，多様な疑問が投げかけられている。それにたいして法学者らは，クルアーンやその他の宗教典拠を引きながら，ときに丁寧に，ときに簡潔に，自身の法的意見を提示してきたのである。

ひとつの問いが複数の法学者に向けられる場合もある。その際，類似した内容の回答が出される場合もあれば，まったく異なる内容の場合もある。こうした状況は次のように理解されてきた。つまり，クルアーンの言葉は神に由来するものとして無謬であるが，それを説明したり，生活上の問題に結びつけたりするのは人間である。人間は無謬でも完全でもないため，導き出される法にはさまざまなバリエーションが生まれたのである。複数の異なる内容の回答が並んだ場合，一般信徒は，どれに依拠して行為すべきかという問いに直面する。そのときの判断基準は複数あると思われるが，

そのうちのひとつが，自分自身の倫理的な感覚――神は何をよいとされ，
何を悪いとされるのか――に従うというものである。一定の理解にもとづ
き，ある行為を実践し，最終的に得をしたり（＝天国に行くこと），損をし
たり（＝地獄に行くこと）するのは，自分自身であり，その判断は本人に
とってこそ重要な意味をもつからである。

　以上のようなイスラーム法の特徴は，次節以降の議論にも大きくかか
わってくる。

Ⅱ　ガーデルハックのファトワー（1980 年）
――基本的ルールの誕生――

人物紹介

　ムスリムのあいだで生殖補助技術の利用をめぐる議論が本格化したのは，
1978 年にイギリスで世界初の体外受精児が誕生した後のことである。夫
婦・カップル間の体外受精はイスラーム法において許されるのか。提供精
子による人工授精や，提供精子や提供卵子による体外受精，代理出産など，
第三者が関与する生殖補助技術はどうなのか。こうした問いにたいして，
もっとも早い時期に，詳細かつ包括的な回答を示したのが，エジプトの
ガーデルハック・アリー・ガーデルハックであった。

　1917 年，ナイル・デルタの小村に生まれたガーデルハックは，地方で
初等・中等の宗教教育を受けた後，カイロに上京し，イスラームの主流派
であるスンナ派有数の教学機関として知られるアズハルでイスラーム諸学
を修めた。なかでも法学を専門とした彼は，婚姻や相続にかんする法令で
ある身分関係法を扱うイスラーム法廷に勤めた後，法務省管轄下のファト
ワー庁に職を得た。ファトワー庁は，エジプト国民や政府諸機関からの質
問を受けつけ，それにたいするイスラーム法上の意見を組織的に発行する
国家機関である。ガーデルハックは，1978 年から 4 年間，同庁長官職に
ついた。その後，1982 年から 1996 年に他界するまで，エジプト国内最高

の宗教権威職とみなされているアズハル総長[2]を務めた。

　ガーデルハックがファトワー庁長官の任にあった時期，エジプトでは国内政治や経済活動，国際関係，国家法のあり方をめぐってさまざまな議論が沸き起こっていた。イスラーム銀行の導入や，イスラエルとの平和協定問題（1979年），家族法改正論争（1979年），サダト大統領の暗殺事件（1981年）など，当時世間の耳目を集めていた諸問題について，ガーデルハックはつぎつぎと大部のファトワーを発表した。

　本節で紹介する「人間における人工的な授精について」[al-Talqīḥ al-Ṣinā'ī fī al-Insān]も同じく，当時の社会的関心の高かった事柄を扱ったファトワーであった。国家機関の長としてエジプト政府の方針に沿った意見を提示することも少なくなかったため，ガーデルハックのファトワーはときに，国内の在野勢力や他国の宗教国家機関や宗教組織から，非難されたり，否定されたりした。主題によっては，意見の異なるファトワーが出されることもしばしばであった。ただし，「人間における人工的な授精について」にかんしては，批判はほとんどなく，その内容は広く受け入れられた。ガーデルハックがアズハル出身の宗教知識人であり，また後にアズハル総長になったことから，このファトワーは「アズハルのファトワー」と呼ばれ，国内外の議論のなかで引用されたり言及されたりしてきた。

　質問——ある医師からの問い——

　では，その内容をみていくことにしよう。世界初の体外受精児誕生からわずか一年半後の1980年3月23日に出されたガーデルハックのファトワーは，翌年，ファトワー庁発行のファトワー集に収録された。アラビア語で書かれた本文には，不妊治療にたずさわるある医師からの問いとして，イスラームにおける規定に関連して以下の7点があげられていた。

(1)　ある夫婦について，その夫の精子を取り出し不妊の妻の体内に注入することは許されるか。

(2)　夫以外の男性の精子を取り出し，精子がない，あるいは受精に向かない精子をもつ夫の妻の体内に注入することは許されるか。

24

⑶　妻の卵子が使用できない場合，夫の精子を取り出し，妻以外の女性の卵子と受精させ受精卵を妻の子宮に移植することは許されるか。

⑷　不妊の妻の卵子を取り出し，体外（試験管）で夫の精子と受精させ，その受精卵を，

　ａ）妻の子宮に戻すことは許されるか。

　ｂ）受精卵を成熟させるために試験管の代わりにそれに適した動物の子宮を使用すること，すなわち，妻の子宮の代替物としてそれを使用し，後に同じ妻の子宮に胎児を戻すことは許容されるか。

⑸　これらの施術に同意する夫の立場はいかなるものか。また，こうした方法で生まれた子どもを実子にしたり，ほかの男性の精子を注入された妻とその後も夫婦であり続けたりする場合，夫の立場はいかなるものか。

⑹　これらの方法で生まれた子どもの立場はいかなるものか。

⑺　これらの施術を行った医師の立場はいかなるものか。

（『イスラームのファトワー』[*Al-Fatāwā al-Islāmīya min Dār al-Iftā' al-Miṣrīya*] 9 巻，3214–3215 頁，以下頁数のみ記す）

回答の前提

　以上の質問にたいしてファトワーではまず，回答の前提として次の点が指摘されていた。イスラームでは「子孫とのつながりを維持すること」が重要視されており，ムスリム男性とその子孫の血縁関係を明らかにするために，イスラーム法では三つの事柄が定められてきた。それは，第1に姦通の禁止，第2に離婚後の女性が再婚を控えるべき待婚期間の設定，第3に養子の禁止である（3215–3217 頁）。

　「姦通」にかんして，クルアーンには，それが多神崇拝や殺人と並ぶ大罪であり（25 章 68 節），姦通した者は現世で 100 回の鞭打ちを科され（24 章 2 節），来世で神に《懲罰を倍加され，屈辱にまみれて，そこ〔地獄〕に永遠にとどまる》（25 章 69 節）という言葉がある。姦通は人間にとっての最大の禁忌であるというのが，ムスリムの法学者や一般信徒の多くに共有されている認識である。

姦通の定義であるが，ガーデルハックのファトワーによると，それは(1)婚姻関係にない男女のあいだで性交が行われること，あるいは，(2)婚姻関係にない男女のあいだに子どもができることである（3220頁）。

　一方，養子の禁止とは，「自らが実子ではないと知りながら，〔育ての〕父母の血統を名乗ること」や実子以外に自分の血統を名乗らせることの禁止である（3217頁）。ガーデルハックのファトワーには，養子が禁止される根拠として，クルアーンの章句のうち《〔神は〕あなたがたが迎えた息子たちを，実子とはされなかった。それらは口先だけであなたたちが言ったことにすぎない。（……）迎えた息子たちを実父の名で呼んでやれ》（33章4-5節）という言葉などがあげられている（3217頁）。

質問への回答

　以上の前提をもとに，ファトワーでは，七つの質問にたいして，それぞれ次のような回答が示されていた（以下，要約を記す）。

(1)　受精と妊娠は，夫婦の身体接触によるものが基本であり，またそれこそが唯一の方法である。ただし，病気や何らかの先天的な理由でそれが叶わない場合，婚姻関係内の夫の精子を妻に注入することは合法である（3219-3220頁，傍点は引用者）。

(2)　夫以外の男性の精子を取り出し，精子がない，あるいは受精に向かない精子をもつ夫の妻の体内に注入することは，血縁関係の混乱をもたらしうるため，また，そうして妊娠が成立した場合，姦通が行われたことになるため，その行為は法的に認められない（3220頁）。

(3)　妻の卵子が使用できない場合に，夫の精子を取り出し，妻以外の女性の卵子と受精させ，その受精卵を妻の子宮に移植することもまた，姦通とみなされる。この方法でできた子どもは合法な夫婦の子とはならない。その理由は，第1に姦通により生まれた子どもであるからで，第2に妻の卵子という要素が欠如しているからである（3220-3221頁）。

(4)　不妊の妻の卵子を取り出し，体外（試験管）で夫の精子と受精させ，受精卵を妻の子宮に戻すことは，医学的な必要がある場合かつ婚姻関係

内の男女の精子と卵子以外のものが混入していないことが明らかな場合にかぎり合法である。「なぜなら，子どもは天の恵みであり，人生の飾りである。不妊は障害であり，それを克服しようとする行為は宗教法によって認められている」（3221頁）。ただし，動物の子宮を用いての治療を行うことは許されない（3221-3224頁）。

(5)　これらの施術のうち，法的に許容されたものに同意する夫の立場は問題がないが，(2)によって子どもを得た夫は，血縁関係にない子どもにたいし，自らが父親であると名乗ることはできず，もしも名乗った場合，「養子の禁止」の規定を犯したことになる。さらに，妻にほかの男性との姦通の罪を負わせたことになり，男性としての威厳を失い，イスラームにおける大罪をとりもった者となる。また，(3)の方法で子どもを得た夫は，「姦通の禁止」の罪を犯したことになる（3224頁）。

(6)　(2)あるいは(3)の禁止された方法で生まれた子どもは，合法な夫婦の子とはならず，姦通により生まれた子と同じく，母親にのみ属することになる（3225頁）。

(7)　以上の禁止された施術を行ったり，それらの方法を示唆したりした医師は，宗教上の罪を犯したことになる（3225-3227頁）。

　ガーデルハックのファトワーにおいて合法といわれたのは，婚姻関係内の男女の精子と卵子を用いた治療（体内受精・体外受精を含む）のみであった。提供精子や提供卵子による治療は，姦通の禁止と養子の禁止をおもな根拠として認められていなかった。

　また代理出産にかんしては，ファトワーのなかに直接的な言及はないが，(3)への回答に当たる部分に以下のような言葉があった。「夫の精子は……妻の卵子と出会わないかぎり実らない。妻の卵子が得られず，ほかの女性の卵子を代替とする場合，《あなたたちの妻はあなたたちの田畑である》（2章223節）〔という神の言葉に反することになる〕。よって通常の夫婦の性交による場合でも，子宮に精子を注入する場合でも，〔卵子および子宮の持ち主の女性と精子の持ち主の男性は〕正式な婚姻関係になければならない。至高なる神はおっしゃった。《またあなたたちを，それぞれの母の胎内で，三重の暗闇のもとでつぎつぎと創造された》（39章6節）」

（3220–3221 頁）。

　「通常の夫婦の性交による場合でも，子宮に精子を注入する場合でも，正式な婚姻関係になければならない」という一文や，クルアーンの「田畑」や「母の胎内」という言葉の引用が示唆するのは，受精卵を注入する子宮の主（妊娠し，出産する女性）もまた，精子の持ち主と正式な婚姻関係になければならないということである。

　その後の議論

　生殖補助医療の進歩にともない，精子や卵子，受精卵の凍結や顕微授精などの新たな技術とイスラーム法とのかかわりが問われるようになると，中東イスラーム諸国の国家機関や組織は，不妊治療にかんするファトワーや公的見解を示し始めた。その際，ほとんどの場合，「婚姻関係内の男女の精子と卵子を用いた治療は合法である」という，ガーデルハックが示した基本的なルールが踏襲された（Inhorn 2005; 2012; Atighetchi 2007）。

　そうした折，1984 年にサウジアラビアのメッカで開催されたイスラーム法学評議会で，次のような見解が出された。ひとりの男性に二人の妻がいる場合，一方の妻の卵子を別の妻の子宮に注入することは，父子関係に疑惑が生じないので法的に問題ないというものである。

　一夫多妻婚は，クルアーンの 4 章 3 節《もしあなた方が孤児に公正にしてやれそうもないと思うのならば，誰か気に入った女性を娶るがよい，二人なり，三人なり，四人なり》をおもな根拠として，大半の法学者によって認められてきた。そのため，中東各国では，国家法に禁止条項が設けられているトルコとチュニジアを除いて，一夫多妻婚が制度的に行われてきた。

　イスラーム法学評議会がこの方法について，「父子関係に疑惑が生じないので法的に問題ない」と述べたのはおそらく，卵子の主も子宮の主も精子の主と婚姻関係にあり「姦通の禁止」とはならず，さらに，父子関係が明らかであれば，子どもは実父の名前を名乗ることになり，「養子の禁止」にも抵触しないと判断されたからであろう。同評議会の見解では，一夫多

妻婚内での卵子提供により子どもが生まれた場合，子どもは卵子の主である女性の子となるが，子宮の主である女性とも乳母と子[(3)] に相当する関係性をもつことができるとされていた（Majlis al-Majma' al-Fiqhī 1984, 152-153）。

　卵子に問題や不安を抱える女性とその家族にとって，おそらくは相当に画期的なものと思われたこの見解は，翌年の同じ評議会で再検討の対象となり，最終的には撤回された（Majlis al-Majma' al-Fiqhī 1985, 161-168）。その理由として，子宮の主が卵子注入と同時に自らの卵子によって妊娠し，双子ができた場合や，そのうちの片方が淘汰された場合などにおいて，母子関係が確定できなくなる可能性があり，それを防ぐためであると述べられた（Atighetchi 2007, 143-145）。

　父子関係だけでなく，母子関係も重要になるのは，「養子の禁止」の規定があることに加えて，相続の問題が生じるからであろう。卵子の主との血縁関係が認められる場合，子宮の主と生まれてくる子どものあいだではなく，卵子の主（卵子の提供者）と子どものあいだに相続が発生することになる。

III　ハーメネイーのファトワー（1999 年）
　　　　──新たな可能性の芽生え？──

人物紹介

　婚姻関係にない第三者からの精子・卵子の提供や代理出産はイスラームにおいて許容されないという理解が広がるなか，1999 年に出され，物議を醸したのがアリー・ホセイニー・ハーメネイーによるファトワーである。
　1939 年，イラン東部の都市マシュハドの宗教学者の家庭に生まれたハーメネイーは，シーア派の中心的な宗教都市であるナジャフ（イラク中部）やゴム（イラン中部）でイスラーム諸学を修めた。シーア派とは，ムスリム人口の多数派を占めるスンナ派と歴史観や教義の一部を異にする一派の

ことであり，その割合はムスリム全体の 10〜15% といわれている。シーア派は，イラン，イラク，アフガニスタン，レバノン，インド，パキスタンなどに分布しており，そのなかにも分派がある。シーア派人口の約 3 分の 1 が集まるイランでは，十二イマーム派[4] が国教となっている。

1979 年，革命によってイラン・イスラーム共和国が成立すると，「法学者による統治」という新しい体制が始まった。初代の最高指導者となったのは，革命を率いたホメイニー（1902〜1989 年）であった。イラン・イスラーム共和国の最高指導者とは，司法，防衛，行政等にかんする最大の公権力をもつ職位であった。法学の徒としてホメイニーに師事し，またその片腕として政治活動を支えてきたハーメネイーは，ホメイニーの体制下，1981 年から 8 年間，共和国大統領の職を得た。さらに，1989 年にホメイニーが他界すると，その後を継ぐかたちで最高指導者に任命された。

イラン憲法によると，最高指導者の条件は，(1)知識と敬虔さを有し，(2)国家の運営と指導を一身に引き受ける勇気と威厳をもち，また，社会的・政治的な理解力を備えていることである（109 条）。国内の職位や政治的地位とは別に，シーア派の場合，法学者に位階が設けられている。初代のホメイニーは，その最高位である「大アーヤトッラー」の称号をもつ数人のひとりであったが，ハーメネイーはその下位にある「アーヤトッラー」であった。それでもハーメネイーは，ホメイニーの死後，イランの「最高指導者」という国家的権威も帯びたシーア派の法学者として，さまざまな問題についてファトワーを出してきた。1999 年，ハーメネイー体制が 10 年目を迎え，安定し始めた時期に出されたのが「人工的な授精」［*Talqīḥ Maṣnūʿī*］と題するファトワーである。これは，ごく短いものであったが，それまで 20 年近くのあいだ多くのムスリムに共有されてきた理解を揺さぶる内容であったために，国内外からの注目を浴びた。

質問と回答

「人工的な授精」は，当初アラビア語で出版されたハーメネイーのファトワー集『問いへの答え』の「医学上の問題」と題する節に収録されてい

た（Inhorn 2005, 304, n. 41; Clarke 2009, 117–118）[5]。このファトワーは，七つの質問と回答からなっていた。ガーデルハックのファトワーとは異なり，回答は簡潔で，主張の典拠を示したり議論を深めたりすることはなく，1，2文で終わる場合がほとんどであった。

その内容は以下のとおりである。

〔1. 夫婦間の人工的な授精について〕[6]

質問：(A) 法的な夫婦関係にある男女の精子と卵子を用いた人工的な授精は合法か。

　　　(B) それが合法である場合，それを他人〔親族ではなく，婚姻可能な男性〕である医師のもとで行うことは許されるのか。この方法で生まれた子は，精子と卵子の主である夫婦の子となるのか。

　　　(C) 〔法的な夫婦関係にある男女の精子と卵子を用いた人工的な授精が〕合法ではない場合でも，それが夫婦生活を良きものとするための唯一の解決策であれば，例外的に許容されることはあるのか。

回答：(A) 上に示された方法〔法的な夫婦関係にある男女の精子と卵子を用いた人工的な授精〕を行うことに問題はない。ただし，〔身体部位への〕接触や視線にかんして，禁止されている行為はまえもって避けられなければならない。

　　　(B) この方法で生まれた子どもは，精子と卵子の主である夫婦と親子関係にある。

　　　(C) 前述のように，上に示された方法は合法である。

（『問いへの答え』（［*Risāla Ajwiba al-Istiftā'āt*］，303–304頁，以下頁数のみ記す）

〔2. 卵子の提供について〕

質問：夫婦のなかには妻が受精に適した卵子をもたないために，離婚を余儀なくされたり，治療や妊娠の方法がないために夫婦生活のなかで困難が生じたり，精神的な問題を抱えたりする人々がいる。そうした場合，ほかの女性の卵子を用いて体外で夫の精子と受精

させ，妻の子宮に戻すことは合法か。

回答：上述の方法それ自体に問題はない。ただし，この方法によって生まれた子どもは精子と卵子の主の子となり，子宮の主である女性と親子関係をもつことは困難である。この点について，血縁関係にかんする宗教法の規定は遵守されなければならない（304頁）。

〔3. 夫の死後の精子利用について〕

質問：夫の精子を採取し，その死後に妻の卵子と受精させ，〔その受精卵を〕妻の子宮に移植することは第1に，合法か。第2に，そうして生まれた子どもはその男性の子となり，法的に彼と親子関係をもつのか。第3に，そうして生まれた子どもは，父親からの相続を受けるのか。

回答：上述の方法それ自体に問題はなく，子どもは卵子と子宮の主の子となる。精子の主との親子関係を認めることも可能であるが，彼からの相続は受けない（304頁）。

〔4. 精子の提供について〕

質問：不妊である夫の妻の子宮に，他人の男性の精子を注入することは合法か。

回答：他人の男性の精子を女性に注入すること自体には問題がない。ただし，禁止された接触や視線などの行為はまえもって避けられなければならない。この方法で生まれた子どもは，夫ではなく，精子の主と卵子および子宮の主である女性の子となる（304頁）。

〔5. 一夫多妻婚内での卵子提供〕

質問：第1に，閉経後など排卵のない妻が，夫の2番目の妻の卵子と夫の精子からなる受精卵を子宮に移植することは許されるのか。その際，2番目の妻が永続的な婚姻関係にあるのか一時婚〔期間を定めて行う契約結婚〕の関係にあるかのちがいによって，規定は変わりうるのか。第2に，卵子の主と子宮の主のどちらが子どもの母親となるのか。第3に，この行為はたとえば子宮の主の卵子の質が悪く，受精させた場合，欠損のある子どもが生まれるという心配があるために，別の卵子が必要だという場合でも許される

のか。

回答：第1について，その方法は合法であり，実施に問題はない。永続
　　　的な婚姻関係であっても一時婚であってもちがいはない。第2に
　　　ついて，子どもは精子と卵子の主に属するのであり，子宮の主と
　　　親子関係をもつことは困難である。これは血縁関係にかんする規
　　　定によるものであり，その規定は遵守されなければならない。第
　　　3について，その行為それ自体は合法である。

〔6. 夫の死後再婚した場合の前夫の精子の使用〕

質問：死別した夫の精子を妻に注入することは，以下の場合，合法か。

　　　(A) 夫の死後，待婚期間が終わる前

　　　(B) 夫の死後，待婚期間が終わった後

　　　(C) 夫の死後，別の男性と結婚した場合，前夫の精子を注入する
　　　　　ことは合法か。また，2番目の夫の死後に最初の夫の精子を
　　　　　用いることは合法か。

回答：その行為自体に問題はない。それは待婚期間が終わる前でも後で
　　　も同じであり，再婚をした場合に2番目の夫の死後であっても生
　　　前であってもちがいはない。ただし，2番目の夫の存命中は，そ
　　　の許可を得て行わなければならない。

〔7. 卵子の保存とその後の使用〕

質問：今日では卵子を採取して特別な場所で保存し，その主が必要なと
　　　きに体に戻すことが可能である。これは合法か。

回答：その行為自体に問題はない。

前提の相違

　ハーメネイーのファトワーでは，不妊治療において，それまでイスラー
ム法では許容されないといわれてきた，婚姻関係にない男女の精子や卵子
の使用が認められていた。その短い回答のなかには主張の根拠となる典拠
や論理は示されていないが，前出のガーデルハックのファトワーと比較し
つつそれを読むと，両者のあいだに次のような前提の相違があったことが

わかる。

　まず，ガーデルハックのファトワーでは，「婚姻関係にない男女間で性交が行われること」に加えて，「婚姻関係にない男女間に子どもができること」もまた，姦通の一部であり，禁止されるとあった。一方，ハーメネイーのファトワーでは，「婚姻関係にない男女間に子どもができること」自体に問題はないこと，ただし，その過程で男女が互いの身体に接触することや互いの身体部位に視線を送ることは禁止されていると示されていた。つまり，両者は，「姦通の禁止」という前提を共有しながら，何を「姦通」ととらえるかという点で理解が異なっていたのである（表1-2）。

　また，ハーメネイーのファトワーでは，先にあげたサウジアラビアのイスラーム法学評議会でも議論された，一夫多妻婚内の卵子提供の合法性についても言及がなされていた。一般に，シーア派においても一夫多妻婚が認められている。さらに十二イマーム派の場合，一時婚と呼ばれる婚姻形式がある。一時婚は，男性から女性への婚資の支払いを条件に，数分から99年のあいだで期間を定めて行う契約結婚であり，夫婦間の義務権利関係は，通常の婚姻に比べて緩やかに設定されている[7]。婚姻関係にない第三者による卵子提供を合法とするハーメネイーのファトワーでは，当然のことながら，一夫多妻婚内での卵子提供も合法とされていた。

　ハーメネイーのファトワーは，以上のように，極めて画期的な内容であったが，ガーデルハックのものをはじめとする，それ以前の意見と共通する部分ももちあわせていた。それは「親子関係は血縁による」という前提であった。血縁関係とは，精子や卵子によるつながりを意味するものであり，そうした関係にない子どもにたいして，自らが父親や母親であると名乗ることは，ハーメネイーのファトワーでも許容されていなかった。ただし，ガーデルハックのファトワーで「血縁関係の混乱」や「養子の禁止」が提供精子による治療を認めない根拠のひとつとなっていたのにたいし，ハーメネイーのファトワーでは，その点についての言及はみられなかった[8]。

表 1-2　「姦通」にかんする前提の相違

	婚姻関係にない男女間で性交が行われること	婚姻関係にない男女間に子どもができること	婚姻関係にない男女が互いの身体に接触することや互いの身体部位に視線を送ること
ガーデルハックのファトワー	姦通に当たる	姦通に当たる	姦通に当たる
ハーメネイーのファトワー	姦通に当たる	**姦通に当たらない**	姦通に当たる

（出所）筆者作成。

その後の議論

　ハーメネイーのファトワー以降，とくにイランやイラク，レバノンのシーア派法学者や信徒のあいだで，提供精子や提供卵子，代理出産の利用を含めた生殖補助医療の合法性にかんする議論が盛んになった。その際，主要な論点となったのが，何を「姦通」ととらえるかであった。ハーメネイーのファトワーが出された後も，スンナ派とシーア派の法学者のなかには，婚姻関係にない男女のあいだに子どもができることもまた姦通に当たると主張する者も多かった。ガーデルハックのファトワーと同じく，生殖補助技術の利用による妊娠・出産であっても，第三者がかかわることで姦通になり，その結果生まれた子どもは，イスラーム法の規定により相続権を奪われると述べるシーア派の法学者もいた（Clarke 2009, 135）。

　他方，ハーメネイーのファトワーのなかで婚姻関係内の第三者（別の妻）がかかわる生殖補助技術の合法性が言及されたことをひとつのきっかけに，シーア派信徒のあいだでは，一時婚の制度を不妊治療に生かそうとする動きも生まれた。もともと一夫多妻婚は認められていることから，卵子に不具合のある妻をもつ男性が卵子提供者の女性と一時婚の契約を交わし，受精卵をもとの妻の子宮に移植するという行為は，理論上問題がないようであった。しかし，夫の精子に不具合があり，第三者の提供精子を使用する

場合には，一妻多夫婚が認められていないために，より複雑な手続きが必要となった。すなわち，妻はまず夫と（一時的に）離婚をし，待婚期間を過ごす。その後，精子提供者と一時婚の契約を結び，そのあいだに体外受精によってできた受精卵を子宮に移植する。一時婚の相手との契約期間を終えた後，出産まで，妊婦としての待婚期間を過ごしたうえで，もとの夫と再婚するというのである（Inhorn 2012, 209-210）。

　提供卵子や代理出産の利用が現実化すると，卵子の主と子宮の主のどちらが母親かという議論も再燃した。宗教学者たちのなかには，ハーメネイーのように卵子の主が母親だとする意見もあれば，クルアーンの58章2節《彼らの母とは彼らを生んだ者だけである》などを根拠に，子宮の主こそが母親であると主張する者もいた（Clarke 2009, 105-108, 125）。

　提供精子や提供卵子の利用で子どもが生まれた場合，名前や相続の問題に加えて，男女の接触にかんする規定への対応が必要になるという意見もあった。イランの宗教学者の大半は，成熟した女性は，他人である男性の前で髪と体を覆う必要があると理解していた。そのため，提供精子で生まれた娘は育ての父親の前で，また，育ての母親は提供卵子で生まれた息子の前で，髪と体を覆う必要が生じうるというのである（Inhorn 2012, 209-210）。

　婚姻関係にない第三者の精子や卵子の使用を認めたハーメネイーのファトワーは，生殖補助技術のさらなる利用について新たな可能性をもたらすものであった。しかし，後の議論の展開が物語るように，その意見によって，生殖補助技術の利用についての人々の認識が刷新されたわけではなかった。スンナ派では，その後もガーデルハックのファトワーに依拠した見解が一般に流布しつづけ，シーア派でも，多くの法学者らは婚姻関係内での精子や卵子の使用のみを合法とし，一般信徒もその意見に従った。

　不妊治療にかんして，より広い選択肢を提供するハーメネイーのファトワーが，「新しいルール」とならなかったのはなぜだろうか。この問いの答えには，おそらく，さまざまな要素がかかわっている。たとえば，ハーメネイーの法学者としての権威や，宗派によるアイデンティティのちがいなどの影響も考えられるであろう。さらにもう一点，本章のはじめで述べ

た，イスラーム法の特徴が影響している可能性もある。

　あらゆる行為について神の審判があることを念頭に生きる人々にとって，重要なのは，神の教えに従い，善行を積むことである。では，何が「神の教え」なのか。不妊治療をめぐって，どこまでの行為が許されるのか。ハーメネイーのファトワーでは，具体的な根拠や論理が示されないままに，それまでの認識よりもはるかに広い範囲の行為が合法とされた。これは，ガーデルハックのファトワーが，根拠や論理を詳細に示そうとしたのとは対照的であった。自らの来世のために，法の遵守を望む一般信徒にとって，根拠や論理が示されないままに広い選択肢を提供するハーメネイーのファトワーに従うことは，必ずしも「安全」とは思われなかったのかもしれない。

おわりに

　本章では，生殖補助技術の利用をめぐって，ムスリムのあいだで何がどのように論じられてきたのかを，二つのファトワーを軸に描き出してきた。1980年に出された，エジプトの宗教権威であるガーデルハックのファトワーでは，「婚姻関係内の男女の精子と卵子を用いた治療は合法である」と述べられた。他方，1999年に，イランの，やはり権威のある宗教学者のハーメネイーが出したファトワーでは，「婚姻関係外の男女の精子や卵子を用いた利用も合法である」とされた。本章において指摘したのは，二つのファトワーの結論のちがいが，姦通の定義や，血縁関係維持に向けた介入の姿勢のちがいから生じていたことである。また，その後の議論を含めてみていくなかで，宗教学者らが，同じ典拠を出発点としながらも，同じ問いについて多様な知識や倫理のあり方を一般信徒に向けて提示してきたことも明らかになった。

　同じ宗教典拠から多様な結論が導き出されているという状況は，イスラームに限られたものではない。ユダヤ教では「胚に魂が宿るのは40日目から」という理解や，神が「産め，増やせ」（創世記1:28）と言ったと

いう聖典の記述があることから，不妊治療が推奨されている。ただし，第三者から提供された精子・卵子を使用することについては議論が分かれている。宗教学者の多くはこれを禁止するが，この件について聖典に言及がないことや，「産め，増やせ」という言葉があることを根拠に，子をもつことはユダヤ教徒の義務であり，これらの治療も合法であると主張する宗教学者もいる（Silber 2005, 201-203）。

キリスト教徒のあいだの議論もまた錯綜している。ローマ・カトリック教会では，「受精したときから人となる」「生殖は性交の結果であるべき」というヴァチカンの見解をもとに，生殖補助技術の利用が認められてこなかった。一方，英国国教会では，精子・卵子の提供を除いて，ほとんどの技術の利用が認められている。中東地域に多い東方正教会では，多くの場合，ヴァチカンと同様に生殖補助技術全体にたいして否定的な姿勢が示されている（Schenker 2011, 314-317）。しかし，たとえば，エジプトのコプト正教会では，1987年以来「婚姻関係内の男女の精子と卵子以外のものが混入していないことが明らかである場合にかぎり，治療は合法である」という司教の見解が影響力をふるっており，つまり，国内のムスリムと足並みがそろった状態となっている（Rizk 2005, 190-191）。

はじめに述べたように，ユダヤ教徒，キリスト教徒，ムスリムという三者は，同じ「唯一神への信仰」を共有している。不妊治療という新しい試みを，これら一神教の信徒らは，宗教という枠組みのなかで行っているようで，じつは，その枠組み自体を自らがつくり出し，つくり変えてきたということができるであろう。

以上，本章では，中東地域の不妊治療と宗教（おもにイスラーム）にかかわる議論を概観した。ここで扱ったのは，宗教学者のあいだでの議論であるが，そのなかで示された事柄は，生殖補助医療にかかわる中東諸国の法令やガイドライン，実際の医療現場での会話，人々の日常生活の出来事などに，多かれ少なかれ影響を与えてきたはずである。

一方で，すでに述べたように，中東の人々の倫理的判断すべてを宗教に還元することはできない。では，その他の要因とはいったい何なのだろうか。不妊治療が可能となった現代，中東地域の人々は，どのような社会空

間のなかに生きているのだろうか。医師として治療を施すことや，患者として治療を受けること，あるいは受けないことをめぐって，人々は，どのような迷いや戸惑い，喜びや悲しみ，そして希望を抱いてきたのだろうか。これらの点にかんしては，続く各章を読み進めていただきたい。

〔注〕
⑴ アラビア語では通常「シャリーア」あるいは「フィクフ」と呼ばれる。シャリーアは「神が定め，命令したこと」そのものであり，フィクフはシャリーアを理解するために宗教学者が提示してきた学説の体系であると説明されてきた（柳橋 1998, 5-7）。宗教識字率が向上した近現代では，学者以外の一般信徒も自らのシャリーア理解を積極的に表現するようになった。後者のシャリーア理解も含めて，ここでは「イスラーム法」という言葉を使う。
⑵ アズハルのトップで，教育，教導，研究，宗務などすべてを統括する職。
⑶ 擬似的な母子。古典イスラーム法においては，母乳を与えることで女性と子どものあいだに擬似的な親子関係が結ばれ，その女性の実子は子どもの乳兄弟となるという規定がある。
⑷ シーア派では，預言者の後継者としてイスラーム共同体を指導する役割を果たすイマームの存在が信じられている。イマーム位は，預言者の娘婿アリーを筆頭に，その子孫へと引き継がれていった。誰をイマームとみなすのかによって，シーア派には複数の分派が生じてきた（桜井 2006；菊地 2009）。
⑸ 本章の執筆にあたって同書が入手できなかったため，以下では，イラン国内で一般に参照されてきたペルシア語版のテクスト（'Ali Khāmene'i 2006, 303-305）（アラビア語版と同内容）を用いつつ，その内容を紹介していきたい。
⑹ ファトワーの原文に見出しはついていないが，以下の引用では便宜上，〔 〕内に引用者による見出しを付した。また，引用中の〔 〕内の言葉は引用者が補ったものである。
⑺ 一時婚は預言者の時代にはあったものがその後のムスリム共同体のなかで禁止されたとして，スンナ派では認められていない。一時婚についてはたとえば Mir-Hosseini（2000, 164-166）を参照。
⑻ ハーメネイーのファトワーとその前後の議論や制度面での展開については青柳（2016）が詳しい。同論考では，1999年に第三者による提供精子や提供卵子の使用を認めるファトワーが出されたのは，出生率低下によるイランの人口減少への対処のためだったという可能性も示唆されている。

〔参考文献〕

＜日本語文献＞
青柳かおる 2015.「生殖補助医療に関するスンナ派イスラームの生命倫理」『比較宗教思

想研究』15　19-41.

―――― 2016.「イスラームにおける生殖補助医療――シーア派を中心に――」塩尻和子編『変革期イスラーム社会の宗教と紛争』明石書店　188-209.

大塚和夫・小杉泰・小松久男・東長靖・羽田正・山内昌之編 2002.『岩波イスラーム辞典』岩波書店.

菊地達也 2009.『イスラーム教「異端」と「正統」の思想史』講談社.

黒田賢治 2010.「ハーメネイー体制下における法学権威と学知システムの変容――国家による宗教制度への政治的影響力をめぐる考察――」『アジア・アフリカ地域研究』10(1) 13-34.

桜井啓子 2006.『シーア派――台頭するイスラーム少数派――』中央公論新社.

柘植あづみ 2012.『生殖技術――不妊治療と再生医療は社会に何をもたらすか――』みすず書房.

中田考監修 2014. 中田香織・下村佳州紀訳『日亜対訳クルアーン』作品社.

日本ムスリム協会 2015.『日亜対訳注解　聖クルアーン』(初版 1982 年) 日本ムスリム協会.

藤本勝次編 1970. 藤本勝次・伴康哉・池田修訳『世界の名著 15 コーラン』中央公論社.

堀井聡江 2004.『イスラーム法通史』山川出版社.

嶺崎寛子 2015.『イスラーム復興とジェンダー――現代エジプト社会を生きる女性たち――』昭和堂.

柳橋博之 1998.『イスラーム財産法の成立と変容』創文社.

―――― 2001.『イスラーム家族法――婚姻・親子・親族――』創文社.

吉村慎太郎 2005.『イラン・イスラーム体制とは何か――革命・戦争・改革の歴史から――』書肆心水.

＜英語文献＞

Atighetchi, Dariusch 2007. *Islamic Bioethics: Problems and Perspectives*, Dordrecht: Springer.

Clarke, Morgan 2009. *Islam and New Kinship: Reproductive Technology and the Shariah in Lebanon*, New York and Oxford: Berghahn Books.

Inhorn, Marcia C. 2005. "Fatwas and ARTs: IVF and Gamete Donation in Sunni v. Shi'a Islam," *Journal of Gender, Race & Justice* 9: 291-317.

―――― 2012. *The New Arab Man: Emergent Masculinities, Technologies, and Islam in the Middle East*, Princeton and Oxford: Princeton University Press.

Inhorn, Marcia C. and Soraya Tremayne eds. 2012. *Islam and Assisted Reproductive Technologies: Sunni and Shia Perspectives*, New York and Oxford: Berghahn Books.

Mir-Hosseini, Ziba 2000. *Marriage on Trial: Islamic Family Law in Iran and Morocco*, London and New York: I. B. Tauris.

Rizk, Botros 2005. "The Views of the Coptic Orthodox Church on the Treatment of Infertility, Assisted Reproduction and Cloning," *Middle East Fertility Society Journal* 10(3): 190-192.

Schenker, Joseph G. 2011. *Ethical Dilemmas in Assisted Reproductive Technologies*, Berlin: Walter de Gruyter.

Silber, Sherman J. 2005. "Infertility, IVF and Judaism," *Middle East Fertility Society Journal* 10(3): 200–204.

Skovgaard-Petersen, Jakob 1997. *Defining Islam for the Egyptian State: Muftis and Fatwas of the Dār al-Iftā*, Leiden, New York, and Köln: Brill.

＜中東諸語文献＞

Al-Fatāwā al-Islāmīya min Dār al-Iftā' al-Miṣrīya ［エジプト・ファトワー庁発行のイスラームのファトワー］. 20 vols. Cairo: Jumhūrīya Miṣr al-'Arabīya, Wizāra al-Awqāf, al-Majlis al-A 'lā li-l-sh' ūn al-Islāmīya ［エジプト・アラブ共和国，ワクフ省，イスラーム関連高等評議会］.

'Alī Khāmene'ī 2006. *Risāla Ajwiba al-Istiftā'āt* ［ファトワーの求めに応じる書］. Tehran: Enteshārāt-e Beinol-melalī al-Hodā ［導き国際出版］.

Majlis al-Majma' al-Fiqhī 1984. *Qarārāt al-Dawra al-Sābi'a* ［第 7 回決議］(11–16. Rabī' al-Awwal, 1404 H). (http://www.themwl.org 内に掲載。2016 年 3 月 4 日最終アクセス).

―――― 1985. *Qarārāt al-Dawra al-Thāmina* ［第 8 回決議］(28, Rabī' al-Ākhar, 1405 H; 7, Jumādā al-Ūlā, 1405 H). (http://www.themwl.org 内に掲載。2016 年 3 月 4 日最終アクセス).

Muḥammad Mutawallī al-Sha'rāwī 2009. *Al-Fatāwā* ［ファトワー］. Cairo: Dār al-Tawfīqīya li-Turāth ［伝統の勝利出版］.

コラム　イタリア

生殖医療の制度的変遷を考える

宇 田 川 　妙 子

　日本では，イタリアの生殖医療の現状についてあまり知られていないに
ちがいない。ただし，イタリアは家族主義的な社会とみなされており，カ
トリック法王庁をローマに抱えているため，生殖医療への忌避感が強いの
ではないかと想像する人は多いだろう。生殖技術・生殖医療はしばしば，
「自然」な家族関係を脅かし，生命の操作につながるともいわれる。実際，
2004 年にイタリアで成立した補助生殖医療法（通称 40 号法。以下，40 号法
と記す）は，多くの国で行われていた第三者からの精子提供を禁止するな
ど，厳しい内容となり，ほかの国からはそのイメージを裏書きすると評さ
れた。しかし実態は，そう単純ではない。実際この法律は，ここ数年間で
さまざまな修正にさらされ，現在，ほぼ全体が無効状態になっている。で
は，この 10 年間でイタリアでは何が起きたのか，また，そこから私たち
は，一般的な意味で何を学ぶことができるのか，考えてみることにしよう。

　　40 号法成立まで

　まず簡単に，40 号法成立時までの状況を概観しておく（なお，40 号法の
審議や修正を含めた詳細については，文末の参考文献にあげた筆者の文献を参
考にしていただきたい）。
　イタリアでは，生殖技術にかんする法的規制はほかのヨーロッパ諸国に
比べると遅かった。このため医療現場では，提供卵子を用いた 60 歳以上
の女性の出産や，夫の死後に生前凍結していた精子を用いた出産などが頻
発した。また，提供精子によって出産した夫婦の夫が，のちに父親である

ことを否認して訴訟を起こすなどの混乱も起き，マスコミはその状況を英語の「far west」（無法地帯）という言葉で煽情的に報道した。もちろん教会も，早くからこの状態に強い危機感を抱き，「生命の始まりにかんする教書」（1978年），回勅「いのちの福音」（1995年）などを発表し，そのたびにイタリア全土で大きな議論となった。

　こうした状況下，イタリア政府は1997年，国内の某新聞に卵子売買の広告が掲載されたことを深刻に受けとめ，本格的に生殖技術にかんする法案作成に入った。くしくもクローン羊ドリー誕生というニュースが世界をかけめぐった数日後だった。ただし，審議は難航を極めた。当初の法案は，第三者からの精子提供を認めるなど，ほかのヨーロッパ諸国の先例に準じていたが，中道右派や教会派からの反対が強く（当時の政権は中道左派），論争が激化し，政局も絡んで廃案・再提出となった。そして2004年に40号法としてようやく成立したが，その内容も当初とは大きく異なり，極めて厳格なものになった。

　その厳格さは，簡単にいえば，①第三者からの精子・卵子提供の禁止，②体外受精の際に，作成する受精卵の上限は3個，③受精卵凍結の禁止（つまり作成した受精卵は凍結せずにすべて体内に移植）という3点に集約される。そこには，家族を「自然」な関係とみなす考え方（①）や，「生命」の尊重（②と③）という考え方が反映しており，とくに後者には教会の影響が強い。それは，受精卵も人の生命であり，したがって，みだりに作成や凍結をしてはならないという論理である。この考え方は，さらに第1条において，生殖医療では患者のカップルだけでなく胚の権利も保証されなければならないと記されたことにも結実した。「胚の権利」という表現は，法的な人格の発生を出産時におく民法や中絶法と矛盾する。このため，審議の最終段階まで激しい論争が交わされたが，結局挿入された。ここからは，同法が審議の過程でただ厳格になっただけでなく，医療現場での諸問題への対処をめざすというものから，家族や生命にかんする理念やイデオロギーによって現場を規制しようとするものへと，性格を変えてしまったことがうかがえる。

国民投票の失敗

　したがって，この法律はそれまでの状況を一変させ，むしろ混乱を引き起こすとして，成立後すぐに法律廃止をめざす国民投票請求運動が，患者たちやその支持団体らを中心に始まった。イタリアでは，法律の廃止や修正のため国民投票ができる仕組みになっている。しかし，翌2005年に実施された結果は，投票率が25.9％であり，国民投票の成立要件である半数を満たすことができず，不成立というかたちでの敗北に終わった。その最大の理由は，40号法擁護派が戦略として棄権を呼びかけたためだが，同法の問題点が一般には十分に理解されていなかったせいでもある。過剰なキャンペーンや報道では，しばしば議論が家族・生命の擁護か否かという二者択一的な論点に単純化されてしまっていた。そのため十分な情報を得られず，適切な判断ができないとして棄権した人も多かったという。

　ただしそのあいだも，生殖医療の当事者たる患者や医師たちはさまざまな問題に直面していた。①が子どもをもつことの可能性を狭めてしまうことは明らかだが，②や③のおかげで1回の施術ごとに卵子の採取が必要となり，ことに女性の心身には大きな負担がかかることになった。また③によってすべての受精卵を体内に戻すことは，多胎妊娠につながりやすく，さらには着床前診断をめぐる倫理的問題も引き起こした。40号法では着床前診断は禁止されていない。しかし，それによって受精卵に遺伝子等の異常があることがわかっても母胎に戻さなければならず（③），それでは着床前診断の意味がなくなってしまうばかりか，障害のある子どもの誕生を事前に知ったうえでの妊娠・出産を女性に強いることにもなってしまうからである。

　それゆえ国外での治療を試みる者も増えてきた。「生殖ツーリズム」といわれる現象である。2010年の数字では4000組以上にのぼるが，国外での治療はさまざまなトラブルを招きやすいだけでなく，費用も高くなり，医療における格差という問題がさらに大きくなった。そして患者だけでなく医療者や研究者も，より柔軟な治療・研究ができる他国へ流出した。と

くに再生医療研究の領域では余剰受精卵を用いる実験研究があるが，40号法ではその実験利用が禁止されているため，この分野での研究の質や競争力の低下につながるともいわれるようになってきた。

裁判の蓄積による変化

こうした状況の是正にむけて，40号法にさまざまな観点から異を唱える者たちは裁判闘争へと戦術を変えた。彼らは，患者たちが起こした裁判を支援しながら，個別の訴訟を勝ちとるとともに，憲法裁判所での違憲審査にもちこむことによって法律の無効化につなげようとしたのである。

まず問題になったのは，着床前診断についてである。その問題点はすでに述べたが，イタリアではとくに地中海性貧血（サラセミア。第5章参照）という遺伝病が少なくなく，そのため着床前診断を求める声は以前から強かった。しかし，事実上着床前診断を無効化してしまう40号法下では，その遺伝因子をもつ子どもが生まれる可能性だけでなく，しばしばその遺伝因子をもつ胎児によって母親が流産をくりかえすという危険性を免れることもできなかった。

こうした問題を抱えるカップルたちは，2004年以降，各地で訴訟を起こした。それらは，勝敗をくりかえしながらも問題点を社会一般に周知させ，地方裁判所等でもその違憲性が指摘されるようになった。そして2009年，憲法裁判所は，女性の健康および胚の健康という観点から②と③は違憲であると宣言し，着床前診断の実質的な適用に道を開いた。その際，判事は，「治療方法にかんしては，その具体的な技術の知識をもつ医師に，患者との十分なインフォームド・コンセントを経たうえで，全権を委任すべきである」と述べ，法律が規制すべきではないと付け加えたことも興味深い。

そして憲法裁判所は，2015年，それまで「不妊」カップルに限定されていた生殖医療の対象者を，遺伝病や習慣性流産などによって妊娠・出産が（可能だが）困難なカップルにも拡大するとともに，胚の選別をいかなる意味でも禁止していた条項を無効とし，着床前診断・着床前スクリーニ

ングが完全に解禁となった。また，第三者からの提供精子・卵子による医療の禁止（①）にかんしても，やはり数々の裁判を経て 2014 年に憲法裁判所によって違憲とされた。

　こうして現在，40 号法の②と③にかんする条項はすべて無効となり，提供精子・卵子ともに（胚というかたちでも）認可され，ようやくイタリアでも生殖技術を有効に用いた治療が可能になってきている。実際，生殖ツーリズムは下火になっているが，ここに至るまで，総計 37 の裁判と 4 回の憲法裁判所での判決を経たという。

さまざまな次元のさまざまな権力のかかわりのなかで

　もちろん問題はまだ多い。イタリアの医療全般にいえることだが，州によって医療機関の数や充実度はかなり異なり，この地域差は経済的な格差にもつながっている。そして長い間，第三者からの精子・卵子提供が禁止されてきたため，利用可能な提供精子・卵子が国内で不足し，輸入に頼っているという問題も大きい。さらには医療の適用が異性カップルに限定されていることや，代理出産の是非などの議論も続いているが，これらについてはイタリアだけの問題ではない。また，40 号法のすべてが問題だったわけではないことも付け加えておく。とくに，この法律によって国立補助生殖医療記録センターという国内の生殖医療状況をモニタリングする組織ができたことは高く評価されている。この組織は，EU や世界的な動向についても情報を収集しつつ，イタリアの実態や問題点を分析して毎年保健省に報告する義務を負っている。

　とはいえ，やはり 40 号法が約 10 年間でほぼ換骨奪胎されてしまったことは事実である。そしてここからは，生殖医療をめぐっては現在，個人，社会，国家，国際社会などのさまざまな次元が，互いに否応なくかかわっていることが浮かび上がってくる。

　たしかに，40 号法修正にもっとも直接的に尽力したのは患者や支援団体であった。しかし，国内で制限された技術でも国外では利用可能であり，そうした情報や知識，さらには人の移動がグローバル化している状況も，

その変化にさまざまな意味で影響していたことは間違いない。2012年には，ヨーロッパ人権裁判所がイタリア人不妊カップルの訴えにたいして40号法を人権侵害とする判決を下すという事例もあった。

　また，当事者以外の人々の価値観が急激に変化してきたことも重要である。たとえば，法案の審議当時，筆者の知り合いのイタリア人のなかには，生殖医療そのものに否定的な者も少なくなかった。しかし最近，その同じ複数の人たちから，ここ数年の変化を容認する声を聞いた。その要因は，ひとつには，かつてあまりにも煽情的だった報道などが落ち着いてきたためだろうが，人々の生活が大きく変化し，家族にたいする考え方や実態が変わってきたことも無視できない。その変化は法制度にも表れており，2015年には離婚法が改正され離婚が容易になり，2016年，同性カップルをシビルユニオン（婚姻夫婦と同等ではないがそれに準ずるカップルとして法制度的に認められた関係）として承認する法律も整えられた。教会も，離婚者の聖体拝受を認めるべきか否かという議論を始めている。

　つまり40号法は，これら複雑で多層的なグローバル状況を十分に認識することなく，特定の理念を優先したがゆえに，早々に生殖技術や家族がおかれている現実と乖離し，現場の反発だけでなく，一般の人々の支持も失って，法律としての意味を急激に減退させてしまったとも考えられるのである。

家族も，そして文化も変わる

　そしてこうした40号法の事例は，それぞれの社会に文化として根付いていると思われがちな家族観，生命観などの考え方も，じつは，それぞれの時代のさまざまな権力によってかたちづくられてきたものであり，したがって変わりうることを端的に示すものでもある。最後にこの点にふれておこう。

　たとえば，イタリアは家族主義的だといわれ，（ここではふれる余裕はないが）たしかにそうした特徴はある。しかしそれは，国家や教会などの権力によってつくられた側面も大きかった。そもそも近代国家は，一般的に，

家族の制度化と密接に関与しているが（落合 1989），イタリアの場合，そこに，やはり家族に強い関心をもつ教会が絡むことによって，より家族主義的な政策がとられ，規範化が強まっていったと考えられる。その一例は，先にもふれた彼らの離婚制度である。イタリアで離婚が認められたのはようやく 1970 年になってからだが，その遅さのみならず，成立した離婚法は，離婚成立のためには 5 年間の法定別居を必要とする極めて厳格な性格を有していた。それは，今も離婚を認めていない教会の影響力によるものだった。しかし現在，次第に離婚要件が緩和し，教会にもわずかだが変化が現れていることはすでに述べたとおりである。すなわち，グローバル化が進み，当事者たちの声も大きくなり，否応なく権力関係に変化が出てくるに従って，堅固にみえた家族観も変容してきているのである。そしてそれが，家族主義といわれたイタリアでも現在，生殖医療をめぐって大きな変化が起きている所以と考えられる。私たちは，文化とみなされているものを無視はできないが，逆に過大評価して絶対視することも危険なのである。

　生殖医療は，どの社会においても従来の家族関係や生命観などを大きく変える可能性をもっている。たしかに規制の動きもあるが，その利用は今後さらに広がるだろうし，技術の進展もあるにちがいない。ゆえにこれからも，多様な考え方がグローバル規模で議論され，さまざまな葛藤も起きていくだろう。しかしその際，私たちは，そこで論争の的となっている家族観や生命観が，誰がどんな権力のもとで作ったものなのかについても一度立ち止まって考えてみる必要がある。イタリアの生殖医療をめぐる紆余曲折は，そんな教訓としても読むことができるのである。

〔参考文献〕

＜日本語文献＞

宇田川妙子 2005.「イタリアの生殖医療の法制化にみる『生−権力』」上杉富之編『現代生殖医療——社会科学からのアプローチ——』世界思想社　159-180.

——— 2016.「イタリアの生殖医療の変遷——40 号法とその後——」日比野由利編『諸外国の生殖補助医療における法規制の時代的変遷に関する研究』平成 27 年度厚

生労働省子ども・子育て支援推進調査研究事業，18-39.
落合恵美子 1989.『近代家族とフェミニズム』勁草書房.

第2章

男性役割から不妊と家族を考える
——上エジプト出身者との出会いから——

岡 戸 真 幸

はじめに

　エジプトの男性不妊や生殖補助医療を扱うこれまでの研究では，病院を
おもな舞台として，その医療を受けたり，希望したりする者たちを対象と
してきた。しかし，自身の不妊を疑う男性のなかには，治療を受けると決
めて病院を訪れる者ばかりではなく，実際は，さまざまな社会的背景で，
受診しない選択をする者も多いはずである。

　生殖補助医療は多くの国で，子どもをもつための医療として普及してき
た。この医療で用いられる技術は，どの国でもそれほどのちがいはないと
考えられるが，その技術をいかに利用するかはそれぞれの国の社会や文化
によって異なるだろう。エジプト男性が治療を躊躇する背景は，より広い
社会的文脈で，彼らが家族のなかで果たす役割とは何かをみていくなかで
明らかにしなければならない。男性不妊は，エジプト社会での男性の理想
像とのずれにより問題化していくと考えられる。その先に生殖補助医療は
求められるのである。

　筆者は，エジプトで農村から都市への出稼ぎ労働者や，その他さまざま
な目的で都市に来た者やその子孫たちの都市での生活と出身地とのかかわ
りを調査してきた（岡戸 2012; 2015）。調査対象者の出身地である上エジプ

トは，ナイル川の上流にあるためこう呼ばれるが，エジプト南部に位置し，同国のなかでも拡大家族のつながりを人間関係の基盤とする伝統的な家族観が根強く残っている。また，伝統的な男性像として，力強さや気前の良さが強調されてきた地域であり，映画やテレビでもそうした人物像が描写されてきた（Sonneveld 2012, 77）。この拡大家族像は，男性不妊を考える出発点として，病院の外側に広がる世界を知る契機になる。

　本章で扱う事例は，先行研究のような医療を中心としたものではないが，エジプトでの男性不妊を多角的にとらえるための，ひとつの視点を提供できるだろう。筆者は，調査地で同性である男性とのつきあいが多く，長年の調査期間で，独身であった者たちが結婚し，子どもをもうけるような機会に出会ってきた。エジプト第2の都市で地中海に面したアレクサンドリアでの調査対象者とのつきあいは長いが，彼らに家族や子どものこと，結婚観について調査を行ったのは，2015年と2016年の夏季に，それぞれ2週間ほどであった。

　本章は，Ⅰでエジプトの家族を理解するために，伝統的な家族観を説明するとともに，家族形態に変容をもたらした二つの時代状況について解説し，Ⅱで家族における男性の位置を，子どもとの関係，相続や扶養義務から整理する。そして，Ⅲで，生殖補助医療という新しく登場した医療と男性とのかかわりについて，とくに男性不妊がどのようにとらえられるかを含め，エジプトの現状を説明する。「おわりに」では，エジプトの拡大家族の意義をその成員どうしの人間関係から考えるとともに，夫婦の関係のあり方を生殖補助医療の利用をとおしてまとめていく。以降で詳述するように，男性が家族のなかで果たす役割に不妊が与える影響は大きい。生殖補助医療がいかに男性不妊に応えていけるかをエジプト社会の背景をみていくなかで考えていきたい。

I　家族に変容をもたらした二つの状況

伝統的な家族観について

　本項では，エジプトの家族を考えるうえで，伝統的な家族観について説明する。家族が同じ家に住むという生活実態を中心とした世帯と同義ととらえた場合，家族とされる集団の広がりは限定されたものとなる。その世帯で起こった問題は，その当事者と想定される夫と妻のあいだでおもに解決されるようになるだろう。

　しかし，エジプトで家族とされる集団は世帯だけにとどまらず，世帯を超えた広がりのなかでも認識され，子をもつかどうかは，夫婦二人のあいだの問題として必ずしも考えられてこなかった。それだけでなく，夫婦二人という社会的単位はエジプトでは存在しない，とエジプトをはじめとした中東各国で不妊女性の生活実態や生殖補助医療を研究してきたマルシア・インホーンは述べている（Inhorn 1996, 91）。

　エジプトでは，おもにアーイラとウスラという二つの伝統的な家族観がある。このうち，アーイラは，複数世代にわたる父子，または父を同じくする兄弟関係にある者と彼らの配偶者と子どもを含む父系親族からなる家族を指し，拡大家族とも説明される。また，居住を前提とせず，父系のつながりにより成り立つため，何世代にもわたる多くの成員が，アーイラへの帰属を主張できる。日本におけるアーイラ研究は，おもに農業のように多くの労働力を必要とする生業形態と結びつけて語られてきた（木村 1973; 中岡 1970; 1973）。

　それにたいして，居住をともにする一組の婚姻関係にある男女とその子どもからなる単位を指すのがウスラであり，世帯または単に家族と訳される。エジプトで家族計画というときの家族は，ウスラが使われる。以下では，とくに言及しない限り，「家族」は，世帯としてのウスラの意味で用いている。エジプトにおいて，男性は，社会的に自身の妻と子どもからなるウスラとしての家族を養う責任があるとされ，さらに広いアーイラとし

ての拡大家族の一員として，成員間で助け合う義務があるとされている。

　アーイラのような伝統的な家族観は，男性不妊や生殖補助医療における男性のかかわりを考える際に，ひとつの焦点となるだろう。男性の周りのアーイラにもとづく家族成員は，男性に治療を受けさせるよりも，彼には問題がないとして離婚を迫るだけでなく，父系を絶やさないために別の女性との再婚を勧め，子をもたないという選択肢を排除するのである。

1960 年代からの家族計画

　本項では，おもに 1952 年革命前後からムバラク政権期（1981〜2011 年）にかけて，家族がいかに扱われたかを詳述する。家族形態に変容をもたらしたと考えられる二つの時代状況として，まず家族計画を説明し，次の項で出稼ぎに焦点を当てる。

　先述のように，世帯を超えた家族構造としてのアーイラは，年長の男性を中心にした階層的な家族関係としての家父長制によって支えられてきた。家父長制は従来，女性を抑圧する制度としてみられてきたが，男性にも家族をもち，父系の系譜を継ぐ男子をもつことを強いる側面があった。男性不妊を考えるときに，その点も考慮に入れ，家族計画により，伝統的な家族観がどのように影響を受けたか説明していく。

　家族計画は国家による家族関係への介入であるが，家族にたいする統治上の関心は 1952 年革命を経て形成されたわけではない。すでに 19 世紀前半に，オスマン帝国でエジプト総督の地位につき，近代エジプトの基盤を築いたムハンマド・アリーは，より小規模の住宅の建設を推奨することにより，世帯の分割を促した。彼に敵対する勢力の形成を阻止するために，アーイラの解体が必要だと考えたのである（Pollard 2005, 9）。

　その後，1922 年にイギリスからエジプト王国として独立後，戦間期のエジプトでは，近代国家を建設するにあたり，家族は近代化の具体的な対象として扱われるようになった。家族は，国民の管理の手段として位置づけられ，さまざまな改革の対象にされた。とくに，育児を担う母親への衛生教育は，家庭内での子の教育と同様に重視され，国家の発展と結びつけ

て考えられた。一方，1930 年代からあった人口問題にかんする議論は，人口増大が国家の力になるとも考えられたために，この時代にはまだ家族計画による抑制には向かわなかった（El-Shakry 2007, 145, 166-167, 174-175）。

　しかし，1952 年革命以降，人口増加が人々の生活水準を下げ，かぎりある資源の枯渇を招くとの議論がなされるようになった。ナセル政権（1956～1970 年）は，当初は家族計画導入に消極的だったものの，高まる人口圧力の前に，1965 年に家族計画にかんする最高評議会を設立し，出生率の抑制に向けた対策を講じ始めた（Ali 2002, 30-31）。

　家族計画は，国家社会主義による社会福祉を重視したナセル政権期から，1970 年代の社会経済的発展をめざしたサダト大統領の時代（1970～1981 年）に入ると，新たな局面を迎える（El-Shakry 2016, 176-177）。エジプトが進める経済改革において，人口抑制は，生活水準や教育の向上における指標になり，世界銀行などの国際機関からの融資を引き出すための重要な課題として注目されるようになった。1980 年代に入ると，同国に経済援助を行ってきた米国国際開発庁（USAID）がエジプトの家族計画を援助し，避妊具や避妊方法の教育の普及を後押しした（Ali 2002, 32-33）。

　また，サダト政権は，家族計画をとおして，ほかの親族から子どもを産むようにとの圧力を受けない，自らの決定権をもった近代的な家族像の創出をめざした（Ali 2002, 123）。政府がめざしたのは小規模な家族構成であり，核家族の範囲内で個人と国家のあいだに新たな関係を構築しようとした（El-Shakry 2016, 178）。つまり，アーイラのような，家長である男性がその成員を管理統制するような家父長制を解体し，国家がその元首をもって家長のような存在になり代わろうとしたのである。

　家族計画の推進により，男性は，適切な子どもの数や，その子どもにたいする経済的な責任についての認識をもつようになったといわれる（Ali 2002, 134）。それだけでなく，彼らは妻の健康を考え，当初は拒んでいた避妊を受け入れるようになったのである。家族計画は男性の意識を変え，彼らに自身の経済状況に適した家族規模を考えさせた。

　ナセル政権下では，近代化に向けて工業の国有化を推進し，人口抑制と

工業化によって国家の近代化がなされると考えられた（El-Shakry 2007, 200）。工業化政策は，農業のように家族成員の労働力を家長が管理し，共同で労働を行うアーイラ的な拡大家族を必要とせず，個々人が独立した労働力として工場の経営者の下で働くかたちを推進した。結果として，ウスラ的な核家族の形成が国家によって促進されたとみられる。農業以外の生業が選択肢としてできることで，経済単位としての家族の分割が進んだのである。この分割は，後述するように，海外出稼ぎ労働者が増えると，労働者が得てきた収入をめぐってさらに進むようになる。

　家族計画は都市部から農村部へと順調に浸透していった。その結果，ひとりの女性が生涯に産む子の数である合計特殊出生率は，統計のある1976年に6.5だったのが，2008年には3まで下がった（CAPMAS Various years）。だが，2015年の段階では3.3と横ばいで推移している（巻末付録表付-1参照）。家族計画の普及によって，子どもの人数が多い拡大家族は見直され，とくに都市部で縮小傾向にある。

　家族計画による子どもの数の減少は，新たに生まれた息子たちの世代にとって，父を長とする拡大家族であるアーイラ内の世帯数が少なくなるだけでなく，エジプトで好まれてきた父方オジの娘を配偶者にする父方平行イトコ婚での結婚相手がいなくなる可能性も意味する[1]。とくに，男子が生まれなければ，父系の系譜が途絶えてしまう。つまり，父系の拡大家族であるアーイラの形成が困難になる可能性がある。

1970年代以降の出稼ぎと経済不況

　男性は，家族成員を扶養する役割を社会的に期待されている。その役割を果たすため，エジプトよりも高い賃金を得られる産油国への出稼ぎは，独身男性にとって短期間で結婚に必要な資金を貯める手段として，また既婚男性にとっても家族の生活水準をあげたり，さらに稼いだ賃金を子への教育費用に充てて，彼らの社会的上昇を助けたりする手段として，注目を集めた。1974年のサダト大統領による門戸開放政策は，海外出稼ぎにたいするそれまでの規制を緩和し，多くの男性に海外に渡航する機会を与え

た。

　海外出稼ぎの増加の背景には，家電製品などのさまざまな商品があふれる消費社会の登場により，より多くの現金を稼ぐ必要が出てきたこともある。男性は，そうした社会変化のなかで，年齢を重ねるごとに，独身でいるよりも結婚して子どもをもち，仕事をもって定期的な収入を得，家族を養うことを，これまで以上に求められるようになった（Ghannam 2013, 71）。

　また，結婚が多額の婚資を必要とし，結婚式などの費用が高額になったことも，結婚をのぞむ男性をより賃金の高い国に向かわせた。こうした結婚観は世代間格差が存在し，ひとつ前の世代で，1970年代に結婚した調査対象者は，結婚した後に家電製品など必要なものを買いそろえればよかったが，今日では彼らの息子や娘たちが結婚する際にはそれらがそろっていないと結婚できなくなり，お金がかかるようになったと話していた。

　従来，経済的な助け合いは，世帯の範囲を超えたアーイラを単位として，出稼ぎ当事者の父や兄弟，父方オジなども対象に行われてきた。しかし，出稼ぎ当事者が限られた送金しかできない場合，彼の賃金は，彼の世帯（ウスラ）に優先的に充当される（Hoodfar 1996, 62-63）。この結果，経済面で，自身のアーイラ成員全体にたいして相互扶助を基盤にしたつながりを維持できず，アーイラの規模が縮小してしまう可能性がある。

　現在の経済状況に目を向けてみると，海外の出稼ぎ労働者からの送金によってもエジプト経済は根本的な回復へは向かわず，過去数十年間進めてきた構造調整政策のもとで低迷を続けている。男性のなかには，この経済状況で結婚するための資金を貯められず，結婚によって果たされるとされる男性の社会的役割を全うできない者もいる。

　調査対象の若者のなかには，海外出稼ぎに出るが失敗し，結婚資金が貯まらない者や，父親がすでに亡くなっており，自分が家族を養わなくてはならず，結婚をまったく考えられない者もいた。まだ結婚していない男性に結婚についてたずねると，結婚する気があっても，「お金がないんだ」と顔をしかめて肩をすくめられる場合が多い。お金は，彼らに一生ついてまわる問題である。彼らは，結婚の先に子どもをもつかどうかを考える余裕ももてず，男性不妊が問題化する段階まで至らないのである。

結婚によって，男性は自身の家族を扶養する義務を新たに負うが，失業や，賃金が物価上昇に追いつかず，家族の経済的な担い手としての役割を十分に果たせなくなっている。経済的な役割にはさまざまなものがあるが，なかでも食料の供給は，Ⅲで紹介する男性のもうひとつの役割である精子の提供者としての役割にも影響を与えている。男性に活力を与えるとされる肉を充分に購入できる収入がないことが，自身が満足に性行為を行えないことに結びつくと悩む男性もいる。（Ali 2002, 132-133）。経済的な低迷は，男性が自らの役割を果たせない危機的状況をもたらすことで，男性の存在意義を揺るがし，彼らを苦境に陥れるのである。

　後述する生殖補助医療とのかかわりでは，保険がきかず，自費診療になるため（Mansour, Abou-Setta, and Kamal 2011, 5），結婚後も子どもができない場合，高額の医療費を賄うために経済的に苦しむ男性もいるだろう。次節以降では，男性の家族のなかでの位置を考えていくが，男性が自身に与えられた役割を果たせるかどうかは，つねにエジプトの経済状況と密接にかかわりをもっている。

Ⅱ　エジプトの家族における男性の立ち位置

子どもをもつことの意味

　政府が後押しする家族計画の浸透によって，核家族化が進み，子どもの数は減ってきているといわれているが，各家庭の子ども数には幅があるのが現状である。筆者が調査した出稼ぎ労働者は上エジプトの農村出身であるが，男だけで三人兄弟の者も多くいた。それだけでなく，年が離れている兄弟をもつ者もおり，六人兄弟の末っ子である出稼ぎ労働者は長兄と20歳も年が離れており，長兄の息子との方が年が近いということもあった。「こいつは，俺のことをオジとして敬わないんだよ」と，イトコと勘ちがいしそうな同年代の若者どうしが話すこともある。また，最初の妻が亡くなった後に再婚して子どもをもうける事例もあり，異母兄弟も多くみ

られた。

　先述のように，アーイラとは父系のつながりをもとに関係する者たちの集団である。すべての男性は，男系子孫をもつことによって，自らのアーイラの始祖になる資格を得る（大塚 1983, 567）。エジプト人にとって家族とは，婚姻関係にある男女を含むとともに，世帯を超えて広がる父系の血のつながりを明確にもった者たちの集まりとして認識されているのである。

　エジプトにはムスリム（イスラーム教徒）のほかにキリスト教徒が人口の 10％程度存在するが，両者の家族観はおおむね同じと考えられる。いくつかの考え方のちがいとしては，たとえば，ムスリムは，乳兄弟の考えをもち，自分が乳をもらった女性から乳をもらった彼女の子は実の兄弟姉妹と同じと考えられ，結婚できない，と考える。だが，筆者が話を聞いたキリスト教徒の男性は，乳兄弟には否定的で，彼の妻は隣人の奥さんが乳の出が悪かったため，隣人の子に授乳したことがあったが，それでその子と自分の子が将来結婚できないということはない，と話した。

　また，家族観について，ムスリムの 60 代の調査対象者は，父系のつながりであるアーイラとともに，「シラトラヒム」，すなわち母の子宮を介したつながりもあると説明した。彼の説明によれば，彼と彼の兄弟は，ひとりの母親から生まれたという結びつきをもっており，その結びつきはお互いが父方イトコどうしになる彼らの子どもたちにも適用されるのだという。つまり，系譜は父系であるが，彼らどうしの結びつきは，ひとりの母から生まれた子孫であるかによっても考えられ，その範囲は父系以外の親族まで広がるのである。この言葉は，家族成員どうしの絆の固さを語る際に使われ，クルアーン（コーラン：4 章 1 節）や預言者の言行録であるハディースでも言及されている。キリスト教徒は，こうした言葉は使わないが，離婚がなく，複婚もない自分たちは家族の絆が強固である，と上述の乳兄弟について話してくれた男性は語った。

　この二つの事例から，とくにムスリムは，お互いの関係性を，母乳や母の子宮などの特定の身体を構成する要素をとおしても確立しているとみられる。つまり，家族成員どうしがお互い固い結びつきをもっており，共通

の出自を意識しているという考え方は，宗教によらず存在するとみてよい
だろう。

つぎに，家族のなかにおける子どもの位置づけを考えたい。先行研究で
は，夫婦に子どもを期待する社会的圧力がしばしば言及されてきた。エジ
プトは，子をもつことに高い価値をおく社会であり，結婚後にあまり間を
おかず妊娠し，第一子を出産することへの周囲からの関心と圧力は高い。
カイロで調査を行った人類学者のファルハ・ガンナームは，彼女が結婚後
に入ったフィールドで，子どもをもつことにかんする周囲の関心の高さと
8年後に彼女自身が娘を授かったときの周囲の喜びについてふれている
（Ghannam 2013, 180-182）。

ガンナームは，不妊とは，結婚と家族・親族関係に緊張を強い，すべて
の労力をかけてとり組まねばならない主要な社会的問題であると述べてい
る（Ghannam 2013, 40）。つまり，子をもつかどうかは夫婦二人だけで決め
られる問題ではない。また，エジプトは父系社会であり，夫方居住をとる
かそれに近い場合もあるため，結婚した女性の家庭内での地位は子の誕生
によって確立するといった見方もある（Inhorn 1996, 4）。

調査対象者のうちで，結婚して1年後に子どもができた者は多い。2015
年と2016年に短期で現地を訪れた際，結婚して1年が経過した5組の新
婚夫婦は，ひと組を除いて子が誕生している。そのひと組も，妻が学業継
続中だという理由があった。第二子以降の出産は，夫婦のあいだでおもに
考えられるようで，「いまの子に十分に愛情を注いでから考える」と答え
る者もいれば，すぐに第二子をつくろうとする者もいる。ただし，教育費
を理由に2〜3人で十分と答える者が多かった。

また，結婚は，子の誕生によって確かなものになるとされる。2人以上
の子ども，とりわけ息子がいることで，夫は家庭に結びつけられ，自分に
課された経済的義務を果たすようになるといわれる（Hoodfar 1999, 248）。
ただし，子が誕生しても，夫は家庭に結びつけられるとは限らず，妻と離
婚する場合もあり，結婚においては子どもだけではなく夫婦間の愛情もも
ちろん重視されるといった指摘もある（Inhorn 1996, 126）。

息子偏重の理由は，エジプトが父系社会であること，母親が息子からの

経済的な援助を将来期待できることにある。さらに，息子は，次世代にお
ける一家の長として，自身の父親の死に際し，葬儀を執り行い，弔意を受
ける役割を果たすために必要な存在であるともいわれる（Ali 2002, 128）。

　しかし，生活の援助や家事手伝い，弟や妹の世話をしてくれるのは娘で
あり，母親のなかには娘を望む者も多い（Hoodfar 1999, 247-248）。さらに，
最近のカイロでは，介護や精神的な支えの面で娘を熱望し，息子だけでは
寂しいと思う女性もいるようである（Ghannam 2013, 181）。母と娘の絆は，
娘が結婚後不妊とわかったときに婚家の圧力から守り，娘の苦境に共感を
寄せる際にも発揮される（Inhorn 1996, 180）。母娘の関係は結婚後も続く
のである。

　親と子との直接的な関係以外にも，子をもつ社会的な意味は存在する。
父親にとっても，母親にとっても，結婚して子どもができれば，その子ど
もの親としてそれぞれ「誰々の父」（アブー〜）または「誰々の母」（オン
ム〜）と呼ばれるようになる。こうした呼称法は，アラビア語でクンヤと
呼ばれ，一種の尊称として本人の名前を直接用いず，社会的認知にもとづ
いて呼ぶ用法で，エジプトでは広くみられる。彼らに付けられる子どもの
名前は，それが男子でも女子でも第一子である場合が多い。

　エジプト人は，結婚して子をもつと，子どもの頃から呼ばれてきた名前
ではなく，その子の親として呼ばれるようになる。クンヤによる呼称は周
囲から社会的な立場にある者とみなされたことを示しているが，筆者はさ
らに，祝福の意味合いもあると考えている。また，子の名前で呼ぶ者は，
本人だけでなく子どもについてまで知っているのであり，それだけ自分が
相手に近しい者であると周囲に示せるのである。

　筆者は調査で出会ったある母親に，すでに亡くなった子の名前で「誰々
の母」と呼ばれたい，それは，その子の思い出を保つためだと言われたこ
とがあった。エジプト映画『ハサンとマルコス』のなかでは，地方に移り
住んだ聖職者である主人公が村人から祈禱を頼まれる場面で，依頼者とし
て不妊女性が登場する。彼女は「オンム・イブラヒーム」（イブラヒームの
母）と名乗るが，それは，将来子どもが生まれたら，「イブラヒーム」と
名付けるのだということであった。これらの事例は，相手からの呼ばれ方

に，社会的な責任をもつ人の親であるという認知だけでなく，社会に自分をどう呼んでほしいかという願望もあることを示している。

エジプトでは，個人の名前は自身の名・父の名・祖父の名の三つで基本的に構成されており，また，さらに家名が続く場合もある。個人は，この父系の系譜に自身を位置づけ，他者との関係を構築している（大塚 1983, 567）。家族は父系の系譜にもとづいて構成されているが，それが名前にも表れているのである。そのため，父親は，自身の息子が結婚すると，自分の名を継ぐ孫の誕生を心待ちにし，とりわけ，将来自分の名前を次世代に継ぐ存在になる男の孫を期待する。エジプトのことわざでも，「子どもよりも価値がある（かわいい）のは，子どもの子どもである」といわれるほどである。

相続と養子について

エジプト人の家族を考えるうえで，相続は家族成員の人間関係を理解するひとつの指標になる。故人の遺産が家屋や土地，現金，さらには故人が商人であれば店舗など，多岐にわたり多額になると，その配分をめぐり争いが起こる場合がある。その際，故人との親等は相続順位として重視される。法律で定められる相続順位は，クルアーンに依拠して決められたが，まず故人の法定相続人（故人の夫または妻，父，母，娘など）が優先され，それから父系の男性親族（息子，兄弟など）が続く。この両者が存在しない，または遺産の残余がある場合，女系親族（娘の子など）が相続人になる（眞田・松村 2000, 69-80）。彼らは，故人の血縁関係にある者としてラヒム（子宮）の複数形のアルハームを冠し，ザウ・ル・アルハームと呼ばれる。つまり，先述の「シラトラヒム」の考え方は，相続でもみられるのである。

法定相続人は，故人の年令によって対象となる者が異なるが，故人と親等が近い女性が入っている点が，男性が優先されたイスラーム教が布教される以前のアラブ社会の相続状況とは異なるといわれている。実際にはさまざまな事例があると考えられるが，この分類に故人と血縁関係にない養子は，含まれないのである。

　養子をとることは一般的に忌避されてきたが，それは，血縁関係にない者が加わることによって相続財産の配分が不明確になるだけでなく，財産が父系の系譜で継承されず，まったく異なる血をもつ者に渡ってしまうことを危惧するからである。クルアーンは，直接の血縁関係にない子を実子として養育することを認めないと明記しており（33 章 4-5 節），そのことは国家法にも反映されている（塙 1999, 78-79）。不妊治療として生殖補助医療を利用する場合に，夫婦以外の精子・卵子の使用が社会通念として否定されるのは，生まれた子と家族の血縁関係が明確にならず，家族観と相続に混乱をもたらすためである。

家族にたいする男性の扶養義務

　60 代の調査対象者は，上エジプト出身の両親のもとに都市で生まれたが，息子二人と娘五人をもち，とくに初対面の者に自分のことを話すときには必ず子どもの数と，子どもそれぞれの名前をあげ，彼らを結婚させたとか，適齢期であれば婚約させたといったことを好んで話す。相手はたいてい「それはすばらしいですね」と相槌を打つが，そうすると彼は，父親としての役割を果たしたことに満足そうな顔をする。

　60 歳の定年まで働き，子を育てあげた父親であると周囲に語ることは，彼にとって自身を説明する重要な要素になっている。それが，彼の評価につながるからである。これは彼だけにみられる特徴ではなく，家族を養い，子どもを無事成人させ，結婚させるまでを自身の務めであると考え，周囲にたいし，子どもを育てあげたことを誇らしそうに語る男性は多い。

　父親の務めは，子の結婚後も続く場合がある。調査地で出会った女性は，息子が生まれたにもかかわらず，夫に離縁された。離婚の際，男性側が子をひきとらなかったため，彼女は息子とともに彼女の両親のもとに身を寄せた。家族のなかで男性の年長者は家族成員を守る義務があり，通常は父親が存命中は彼が，父親の没後は彼の息子がその義務を引き継ぐことになる。父親は，娘が結婚した後も，いざとなれば娘を守り，その子も含めて面倒をみる。そうした男性としての社会的義務は，結婚することによって

はじめて果たせるようになる。

　結婚とともに扶養の対象として，子どもは重要とみられるが，本項冒頭の60代の調査対象者に，エジプトでは家族が子をもつことが重視されているのかと聞くと，夫婦が必ず子どもをもたねばならないということはなく，それはアッラーが決めることである，と否定した。さらに，筆者は，彼の妹の息子が，結婚して1年たったが，妻が学業継続中であるとの理由から，子どもがまだいないことを耳にしたため，少し珍しいのでは，と聞いてみたが，それは普通のことである，との答えが返ってきた。彼からは，子どもをもたない夫婦もいるし，それは問題のないことである，また，結婚してすぐ子どもをつくらねばならないということもない，とも言われた。

　たしかに，男性にとっても，今までみてきたように，子どもの存在は自身の後継者や社会的な地位のために欠かせない存在と思われてきた。だが，必ずしも息子が生まれるとは限らないため，それよりも，男性は，結婚によって妻を養うことで，自身の経済的役割を果たし，社会的な地位を確保できたと考えるようである。また，子が生まれた後も，父親の役割は経済的義務が主であり，愛情は母親に由来するものといわれている（Rugh 1984, 71-72）。男性は，結婚した方が「よりよい」とされ，そのうえ，子どもができたら「喜ばしい」と考える。子どもができるかどうかはアッラーの賜物であったとしても，結婚しなければ始まらないというのが彼らの主張である。

　男性にとって，結婚は，自身の経済的な能力を示す機会となる（Ghannam 2013, 72-73）。とくに，エジプトでは結婚するまでに花嫁への婚資や結婚式の開催などで多くのお金がかかり，その費用を貯めるのが，若者にとって最初の試練だといっても過言ではない。仕事をもち，定期的な収入があり，妻子を養えるのが男性の条件とされ，力強さや自由な行動力をもった若者である時期が過ぎた男性は，結婚によって，自身が男性であることを他者に示さねばならないのである。

　男性は結婚すべきであるという主張は，独身である筆者へも向けられた。60代にさしかかる独身の男性からは，自分自身を顧みて，「自分は何もなさなかった，おまえには私と同じになってほしくないので，結婚してほし

い」と強く言われた。とくにムスリムはハディースにも妻を養っていける
なら結婚するようにと書かれており，結婚を重視するが，それは，男性が
結婚によって課せられた役割を果たすと考えるためである。

　ただし，Ⅰでふれたような経済的な理由やその他さまざまな理由で，独
身である男性はおり，珍しい存在ではない。彼らは，父や夫になる以外の
方法で男性であることを示す必要に迫られている。エジプトにおいて，独
身男性にたいする視線は厳しく，第一次世界大戦と第二次世界大戦のあい
だの戦間期には，とくに中産階級の独身男性を結婚させて責任能力と国家
成員としての意識をもたせるため，独身でいる者にたいして独身税の導入
も検討されたほどであった（Kholoussy 2014, 17-18）。

　男性の経済的役割とは，本項の冒頭にあげた子どもの扶養義務だけでな
く，食料の提供者といった意味合いもある。ムスリムのあいだでは，結婚
の際に婚姻契約を交わすのが一般的であるが，週に何回肉を家にもって帰
るかまでとり決めるという話もある（Hoodfar 1999, 70）。エジプトの男性
と話していると，意外と野菜や果物などの食料の値段を知っているだけで
なく，品質のよいものがどこで売っているかまで，詳しい者が多い。外出
して帰宅する前には，妻に電話をかけて確認し，必要な食料を買って帰る
男性もいる。

　家に食料をもって帰り，家族を十分に食べさせることができるのが，男
性の誇りと考えられている。つまり，結婚は，男性に家族を経済的に養う
機会を与え，それによって男性自身が社会的な役割を果たしていると認識
するのである（Naguib 2015, 41）。

Ⅲ　生殖補助医療と男性

生殖補助医療の位置づけと実践

　先述のように，家族計画は出産数の調整など，妊娠可能な女性をおもに
対象とした政策であった。しかし，1980 年代にエジプトでも行われるよ

うになった生殖補助医療は，いままで子どもをもつことをあきらめてきた
夫婦に，子どもをもつ可能性を提供した。アレクサンドリアでも，街を歩
くと，生殖補助医療を行っている診療所の看板が至る所にみられる。そこ
には，断片的ながら，人々と生殖補助医療のかかわりが表われている（写
真2-1参照）。看板は，赤ちゃんの写真や赤ちゃんを抱いた夫と妻の写真
などが用いられ，産婦人科で体外受精と顕微授精を行っている旨が書かれ
ているものが多い。医師の名前も書かれているものが多く，男性だけでな
く，女性の医師もいることがわかる。街中でみかける看板は大きなものも
あり，この医療を必要としている者たちへ，どこに行けばよいかを数々の
選択肢とともに示しているようにみえる。

　生殖補助医療の規制にかんしては，保健人口省2003年第238号省令
「職業倫理規定」の第44〜48条に記述がある。この規定では，この技術が
不妊治療のために使われ，婚姻関係にある男女の精子・卵子のみを使用す
ること（第44条），夫以外の精子の使用は認められず，受精卵は妻の子宮

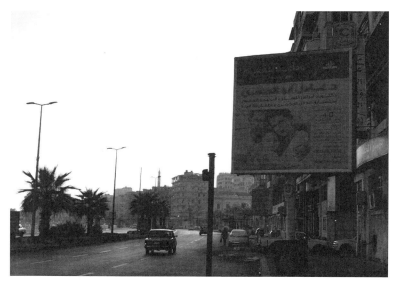

写真2-1　アレクサンドリアの生殖補助医療クリニックの看板（2015年筆者撮影。
　　　　※看板の文字の一部を加工しました）

以外に移植できないこと（代理母の禁止，第45条），精子卵子バンクの禁止（第46条），データの10年以上の保管（第48条）などが定められている。現在，生殖補助医療にかんしてエジプト全体を統括する組織は，保健人口省も含めて存在しない（Mansour, Abou-Setta, and Kamal 2011, 2）。なお，生殖補助医療を行う診療所は，2013年に58施設であった（巻末付録表付-1参照）。

　エジプトには不妊学会（Egyptian Fertility and Sterility Society）があり，そのホームページをみると，ワークショップや国際年次大会のプログラムが掲載されており，生殖補助医療が議題としてあがっているのがわかる。こうした場では，エジプトだけでなく，世界各国の医師どうしの自発的な情報交換が行われている。

　また，生殖補助医療監視国際委員会（The International Committee Monitoring Assisted Reproductive Technologies: ICMART）の世界報告書には，エジプトの医師も参加している。同じ医師が，エジプトの生殖補助医療機関の現状を報告する年次報告書も執筆している。最新の報告書には2005年の段階での情報がまとめられている（Mansour, El-Faissal, and Kamal 2014）。後述する情報は，政府が生殖補助医療にかんする情報を提供していないため，この報告書に依拠した。こうした現状から判断すると，生殖補助医療は，上記の保健人口省の省令や各診療所の医師自身の良識に従って実施されていると思われる。同様に，宗教的な指針も大きな役割を果たしている（詳しくは第1章を参照）。

　アレクサンドリアではじめての人工授精は，1988年にアレクサンドリア大学付属病院で実施された。生殖補助医療の導入初期から，人工授精は配偶者の精子のみを使っており，非配偶者からの提供精子については宗教的な抵抗感があったといわれている（Inhorn 1994, 331）。顕微授精のエジプトへの導入時期は不明であるが，1990年代前半にベルギーではじめての成功例が出た後に，その技術はエジプトでも導入されたとみられる。

　顕微授精は，多くの不妊男性に自身の精子を利用して子をつくる方法を提供した（Inhorn 2003, 244）。とくに，状態のよい精子を選別でき，顕微操作により直接卵子に挿入できる点で，シャーレのなかにある採卵された

卵子に精子を振りかけて自然受精させる体外受精よりも確実性が上がり，不妊男性に恩恵をもたらした。現在，エジプトの生殖補助医療を行っている病院では顕微授精の割合が多く，成功率も高い（Mansour, Abou-Setta, and Kamal 2011, 6）。新鮮な胚をそのまま移植するだけでなく，凍結胚移植も行われている。

　費用については病院ごとにちがう可能性もあり，カイロのアズハル大学付属病院は市場の3分の1ほどの費用で利用できるため，多くの貧しい者たちが通っているとの情報もある（El Feki 2013, 81）。また，彼らの経済状況によっては，さらに費用の割引があるそうである。

　生殖補助医療の普及にかんする最新のデータとしては，おもにカイロの生殖補助医療に従事する医師たちによる2005年の調査結果をまとめたものがあり，18の診療機関が参加している（Mansour, El-Faissal, and Kamal 2014, 17）。これによれば，2005年の体外受精の治療実績は1万353サイクルであり，出生数は3352人であった（Mansour, El-Faissal, and Kamal 2014, 21）。限定された数字であり，このほかの診療所の具体的な数値は不明であるが，それでも2005年時のエジプトの出生数が国連統計によると約180万人なので，出生数全体に占める割合は圧倒的に小さい。エジプトでは，子はもつものであるという社会的な観念が根強くあり生殖補助医療への潜在的な需要は高い半面，費用と設備面の整備が遅れているという指摘もある（Mansour, El-Faissal, and Kamal 2014, 18-19）。

　2015年夏に行ったアレクサンドリア大学医学部付属シャトビー病院での聞きとり調査によれば，体外受精の費用は1サイクル当たり1万5000から2万エジプトポンド（約23〜31万円 —2015年調査時の換算レート1エジプトポンド15.3円による—）だった。費用は個人負担であり，政府からの補助はないが，貧しい者は民間の相互扶助団体などから金銭的援助を受ける場合もある。エジプトでは相互扶助団体の活動が活発であり，さまざまな金銭的援助が助けを必要としている者にたいして行われているので，そうした団体を利用する者もいると考えられる。この病院での成功率は40％であると説明を受けた。一方，私立の診療所は費用が高い分，成功率は上がるとのことだった。

　調査対象者のあいだでは，生殖補助医療の利用にかんして，世界のほか
の地域では第三者からの精子・卵子の提供を受ける方法も用いられている
ことについて，強い拒否感をもって受け止め，私たちには決して受け入れ
られない方法だと，否定する者が多数であった。拒否感の背景には，伝統
的な家族観と親子の血縁関係の重視がある。生まれた子が自らの子である
ことを担保できるのは，診療に用いる精子・卵子を夫婦のものに限定する
からである。

　生殖補助医療は，子どもができにくい夫婦が受けるひとつの医療行為と
して，夫婦の精子・卵子を用いるという前提であれば問題なく彼らのあい
だで受け入れられている。だが，聞きとりを行った男性たちのうち，既婚
者は全員子どもをもっており，孫をもつ者でも彼らの子どもたちそれぞれ
に，子どもをもつうえで，生殖補助医療を利用したことがある，または現
に利用していると回答した者はとくにいなかった。こうした事情のため，
調査で得られた回答は，身近に誰かが利用したという実感のない知識とし
ての範囲を出なかったのかもしれない。

　エジプトでは，宗教的に養子が認められていないが，法的には病院など
の前に遺棄された子などを自らの子とする際に，父親となる人間がその子
を生物学的な子であると裁判所で宣言する必要があるなど厳格な手続きが
必要とされており（Inhorn 1996, 195），親と子の血縁関係は重視されている。
Ⅱで相続についてふれたが，夫と妻の精子・卵子のみで生殖補助医療を行
うのは，生まれた子をその家族内の血縁関係に正確に位置づけるためであ
り，子の出自を混乱させないためである。

　つまり，エジプトでは，従来の血縁関係が変更されるような生殖補助医
療の導入は受け入れないということである。夫と妻の精子・卵子を用いて
つくられた，胚（受精卵）を妻の子宮に戻す以外の治療が認められていな
い。中東諸国以外の国々では生殖補助医療は第三者の精子・卵子を用いる
ことで，新たな関係性を家族のなかにもち込んできたが，エジプトでは，
彼らの倫理観にもとづき，あくまでも従来の家族関係の枠内で，いわばそ
の関係性を維持する方法に限定されたのである。

　しかし，筆者が話を聞いた男性は，生殖補助医療について知っているか

をたずねた際，「科学の進歩は，宗教よりも早い」と，現在の限定的な利用にかんする考えがいつまでも変わらないとは限らないと語った。第三者の精子・卵子の利用がエジプトで認められるには，第1章で詳しくふれられているように，ファトワーによる見解が大きな役割を果たしているが，いまだ実現はされていない。しかし，本章が対象としたスンナ派のエジプトとは異なり，シーア派が多いイランやレバノンなどでは生殖補助医療にかんしてさまざまなちがいがある。たとえば，レバノンでは，一時的な婚姻を結ぶ必要があるが，提供卵子による生殖補助医療の利用が認められている（Clarke 2007, 298）。

男性の立場から男性不妊と生殖補助医療を考える

生殖補助医療の治療において男性のもっとも重要な役割は精子の提供である。その採取方法が現地の男性になじみがないとしても，難しいものではないはずである。それにもかかわらず，エジプトにおける生殖補助医療を扱った先行研究では，医療の現場で，女性に比べ，男性が消極的でかかわりをもとうとしない事例が紹介されてきた（Inhorn 1994, 329; 2005, 294）。そこでは，仕事をもっている男性にとって日中の診察時間に病院に行くのが難しいというような問題が指摘された。

しかし，問題は，不妊の原因が自身にあると考えようとしない男性が多いという点にあるだろう。男性にとって，検査であっても，精子を病院で採取されることは屈辱的な経験なのである（Ali 2002, 128-129）。さらに，男性は，精子を検査されるよりも別の女性との再婚を選ぶという報告もある（Inhorn 1996, 118）。また，男性のなかには精子の採取を行うために，病院で自慰をさせられることにたいして，宗教上で禁止された行為であるとして抵抗感を示す者もおり（El Feki 2013, 82），こうした抵抗感が彼らに生殖補助医療へのかかわりを困難なものにさせている。

男性が精子の検査などに消極的な理由は，自身の性的能力を疑われるからだけでなく，自身が果たすべき役割とも結びつけて考えるからとの指摘がある（Inhorn 2005, 289）。たとえば，彼らは，家族のなかで，稼ぎ手と

して物質的な提供者であるだけでなく，性的な意味でも精子の提供者であることが求められているため（El Feki 2013, 74），検査によって自身が不妊であると明らかになり，自らの役割を果たせないと解ることを恐れるのである。

とくに，男性不妊は，男性自身に自分は男性ではないと思わせる（Inhorn 2012, 70）。健康な男性は生涯にわたり性的な活力に満ちた存在であるとされ（Hoodfar 1999, 254），男性不妊は恥ずべきことであり，女性にとってもよい存在ではなく，不完全であると考える男性もいる。男性不妊は，男性から子の父親としての立場も，男性としての活力も奪うのである（Inhorn 2003, 248-249）。

また，名誉を重んじ，力強い存在であることを望む男性は，他者からの評価により自己を確立するが，老いや病気によって必ずしも想定されるようにつねに強くいられるわけではない。そうした力強い状態をみせられず，弱さをみせる男性にたいして，周囲は衝撃を受けるのである（Ghannam 2013, 140）。

男性の理想像から外れるような弱さに遭遇した周囲の男性は，なるべくその状態にふれないようにする。その弱さを嘲笑するような行為は，恥ずかしい行為として責められる。たとえば，病院とは弱い存在である女性や子どもが行く場所であり，強さの象徴である男性は行かないとされる（Ali 2002, 128）。そのため，調査対象者が，病院に入院した男性を見舞う場面では，ときに気を遣う状況にもなった。弱った状態をさらす男性にたいして，見舞い客は「元気を出しなさい」などと声をかけると同時に，彼がみせる弱さに「大したことはないですよ」と優しく接する姿がみられた。

不妊の場合も似た対応がとられると考えられ，男性が不妊だとはっきりとわかったとき，彼の家族は，その事実を隠す傾向にあるという（Inhorn 1996, 167）。それは，不妊が男性の立場を危うくし，彼だけではなく，彼の父や兄弟などほかの男性家族成員にも同様の疑いがかけられ，彼らの名誉にもかかわるからである。エジプトでは，男性不妊とは，語られない経験であるだけでなく隠されるため，他者と共有されない経験であり続けている（田中 2004, 218）。

男性の治療への消極的な態度とは対照的に，女性は治療への積極的なかかわりが指摘されてきたが，これは，不妊の理由は女性に求められる傾向が強く，女性自身も妊娠することが当たり前だと考える風潮による（El Feki 2013, 81）。不妊の原因は女性側に求められ，すべての検査が済んで問題がないとされるまで，男性は疑われない（Hoodfar 1999, 243）。

　女性が不妊の場合，夫と妻双方の家族・親族に知れわたることが多いのにたいして，男性に不妊の原因がある場合は男性の妻がその恥を引き受け，夫婦間の秘密として隠す傾向にあるという（Inhorn 2012, 70）。さらに，男性は，女性が不妊であった場合，離婚か複婚を本人の意思だけでなく，彼の親や親族からの圧力により選択する可能性があるが，男性が不妊の場合，妻の親族は彼が妻を愛していれば離婚を求めないという（Inhorn 1996, 117-118）（エジプト女性をめぐる出産と子どもの関係については，第3章を参照）。なお，男性不妊は，女性側からの数少ない離婚理由としてあげられている（Inhorn 1996, 30）。そのため，子どもができない場合，離婚を選択する可能性は十分あるが，女性からの離婚の申し立ては，男性不妊と結びつけられ，男性の立場を脅かすのである（Sonneveld 2012, 69, 80）。

　調査地で出会った夫婦は，第一子である男子を出産後に次の子をなかなか妊娠できなかったため，ともに病院に行って検査を受けたが，結果として，夫側に問題はなく，妻の子宮に問題があることがわかった。エジプトでは，先述のとおり，第三者からの精子・卵子提供は認められず，子宮の提供に当たる代理懐胎も認められないため，妻の子宮に問題があるこの夫婦は生殖補助医療を用いて子をもつことはできず，夫はさらに子どもが欲しかったら複婚を選択するしかない。しかし，夫は，複婚を考えたこともあったが，6年たったいまでも結婚費用の面などで行っていない。妻は自身の父方オジの娘であり，同じアーイラ内での結婚であるため，離婚は考えなかった。

　ただし，子どもができないからといって，早急に夫婦どちらかに問題があると判断するよりも，夫婦間の相性の問題と考えようとする場合もある。筆者の友人の知り合いで離婚したある男性の離婚理由は，その男性が（性的に）「弱い」ことにあり，その友人からバイアグラをもらっていたが，

解決にはいたらなかった。その後再婚するにあたり，こんどは問題ないとその友人に本人は言っていたそうで，実際にその1年後，彼は男子をもうけた。筆者の友人の説明によると，最初の妻に問題はなかったとのことである。

　バイアグラは自身に性的な問題を抱える男性に効果的な薬であると同時に，調査地では，その利用について，子どもをつくるために使うというよりも，年齢とともに減退する精力の補助薬として利用されていた。60代の男性も使用経験があり，バイアグラの種類について知識があった。男性が妻との関係で抱える悩みには，妻を満足させ，性的に支配できる活力をいかに得るかがあり（Ali 2002, 132-133），こうした薬の使用もそのなかに入ると考えられる。もっとも，バイアグラの使用は，予想とはちがって，強い存在であらねばならない男性の悲哀とともに必ずしも語られるわけではなく，むしろ楽しみとしての側面が彼らの話から感じられた。

　この薬の利用が話題になる場面では，男性の社会的立場を傷つけるようには話されない。それどころか，あからさまに話されることはないとしても，男性のあいだではどれがよいか，といった情報交換やときにはバイアグラそのものがわたされることがあり，興味をもっている男性は多かった。ただし，この薬は，おそらく夜の営みと関係するからか，堂々とみせるというよりは，隠れてやりとりする感覚がある。それにもかかわらず，なかには，ふざけているときや自身の妻との親密さを表現するために，人前で薬をみせる者もいる。しかし，そうした行為は，彼の周囲の人々すべてが同調するとは限らず，恥ずかしいものととらえられる場合もある。

　バイアグラも生殖補助医療も医学の発展とともに登場したが，両方ともエジプト人男性の生き方に影響を与えたと考えられる。エジプトでは子の誕生において，男性の生殖物質が重視され，女性がそれを正常に体内で育てられない状態が不妊とされてきた（Inhorn 2003, 246）。家父長制のもと，男性は，誰もが一家の長になる可能性を秘めており，病気とは無縁の存在として，自身の系譜を継ぐ子をなす力をもっていなければならなかったのである。

　ところが，生殖補助医療の登場は，精子を検査の対象にし，男性にも不

妊の原因がある可能性を明らかにした。これまで男性がもつ生殖面での役割は，妻に不妊の原因を負わせることで脅かされなかった。しかし，生殖補助医療は，つねに男性には問題がないという前提を覆し，不妊の原因を男女双方に平等に求めたのである。

　ただし，男性は，生殖補助医療の登場を脅威と受けとめた一方で，不妊の原因の特定により，その解決方法として顕微授精のような方法を新たな可能性として得た（Inhorn 2003, 244）。この医療により，不妊が治療可能であることが解り，男性は，自身が不妊であった場合に，自らの問題として，治療を受けるようになったといわれる（Inhorn 2012, 27）。いままで男性と子とのかかわりは経済的な扶養に重点がおかれてきており，子の誕生に自らがいかにかかわるかは明確ではなかったが，その意識は今後変わるかもしれない。それには，男性不妊が生殖補助医療の普及とともに，語りうる経験になれるかが課題である。

　　拡大家族のなかでの夫婦

　筆者には，都市での上エジプト出身者を調査するなかで，数年前に知り合った60代の子のいない夫婦がいたため，今回の調査の内容について話し，いろいろと聞こうとした。この夫婦は，彼らの年齢を考えると，生殖補助医療の普及前に子どもができない問題に直面したと思われる。この話題は，おそらく過去に繰り返しなされたかもしれず，あまり進んで話したい内容でもなかったようで，妻から「子どもは神の賜物であるが，私たちには愛があり，いまの生活に満足している」と，筆者には結婚を勧めながらも，手短にすまされてしまった。

　共働きである彼らは仲のよい夫婦であり，子どもがいなくとも，双方の兄弟姉妹が彼らの子を連れて頻繁に訪れ，彼らとともに郊外にある妻の姉妹が所有する別荘に出かけることもある。オイやメイとの交流もあるため，夫婦二人でいながら，誰かがともにいることが多い。

　また，Ⅱで紹介した上エジプト出身者と同郷の男性は，彼の家族と彼の三人の兄弟の家族とともにひとつの建物にまとまって住んでいる。四人の

兄弟には，それぞれ三人から四人の子どもがおり，長兄である男性の娘と
その夫と子も同じ建物に住んでいる。この建物は，彼らのアーイラ専用で
あり，建物の入り口は大きな鉄扉で閉ざされているが，各階それぞれの住
居のドアは開かれていることも多く，子どもたちがお互いの住居を行き来
している。子どもたちは，つねに自分のイトコたちとともに遊び，自身の
オジやオバと接する機会をもっている。

　アーイラは，家父長制の理念をもつと同時に出自にもとづいて多くの
人々を結びつけてきた。上記の調査地での知見によると，男性には，アー
イラ内で子の親になる以外に，父方オジとしての役割があると考えられる。
父方オジは，親の代わりに，オイやメイにたいして，相談相手や金銭的な
援助，甘えの対象などさまざまな役割を担い，アーイラ内で一定の存在感
を発揮できる。一方，オイにとって父方オジは，もし父方オジに実子がい
なければ，息子の代わりとして葬儀の際に喪主を務めなくてはならない関
係にある。父系の継承を目的として，男子の誕生が夫の父親から求められ
るが，兄弟が数人おり，彼らのうちの誰かが男子をもうければ，アーイラ
としての規模は縮小するが，父系は次世代へと続くのである。

　家族計画が浸透し，核家族化する傾向にあるなかでも，上エジプト出身
で都市在住の者たちのあいだでは，世帯を超えたアーイラとしてのつなが
りが残っている。インホーンは拡大家族成員による干渉が不妊夫婦の関係
に悪影響を及ぼすと述べ，家父長制を基盤とした拡大家族にたいして批判
的な見方を示してきた（Inhorn 1996, 149）。また，家父長制は，女性だけ
でなく男性にも，家族をつくり，父系の系譜を継ぐ男子をもつように圧力
をかける側面があった（Inhorn 1996, 166）。だが，筆者自身の調査経験から，
拡大家族のなかで暮らすことは，家父長制の系譜を存続させるための圧力
があるかもしれないし，また夫婦のあいだに子どもがいない状態の解消に
なるとは限らないが，しかし同時に，多くの人間とのかかわりをもつ点で
子のいない夫婦を孤立させない状態をつくっているともいえるのである。

　さらに，エジプト社会において，女性は，おもに男性の保護下におかれ
るべきであり，経済的に自立してひとりで生きていく存在とはみなされて
こなかった。そのため，女性が離縁されると，女性の実家または男性親族

が彼女の新しい保護者になる。一度結婚して彼らの保護を離れたにもかかわらず、離縁されて戻ってくることを、周囲も、本人も恥と考える（Inhorn 1996, 121-122）。夫からの扱いが悪くとも、女性が離婚を思いとどまるのは、こうした理由がある。

　一方、家族のなかで、従来男性が守るべき女性とは自身と血縁関係にある母や姉妹、娘であるが、結婚によって妻が夫方居住のために婚入し、新たな女性として加わる。男性は、後者を、父系成員のなかの他者として扱う前者から守り、扶養する義務がある。そして、妻も夫が働き収入を得て自らの役割を果たせるように彼を支え、家長としての彼の立場を尊重する。こうした夫婦関係の確立は、子どもの有無とは別に存在しうる。

　いままで、夫婦という単位は、拡大大家族のなかの一部であり、独立した単位としては考えられてこなかった。しかし、生殖補助医療の登場により、夫婦は、子をもつ当事者として注目されるようになり、お互いの協力が治療のうえで求められるようになった。Ⅰでふれたように、家族計画や出稼ぎ労働も含めた経済状況のなかで、伝統的な家族観としてのアーイラの規模は縮小傾向にあるが、この傾向は、人間関係の広がりを阻むものではない。アーイラ的な家族のつながりを保ちつつ、夫婦二人という関係が生殖補助医療の治療過程で理解されるようになれば、不妊への見方や対応は変わる可能性もあるだろう。

おわりに

　エジプトにおいて家族とは、世帯の外側に広がる多くの成員との関係も含めて成り立ってきた。だが、その家族観は、国家による家族計画などの政策で変容を促されてきた。男性は家族への経済面と生殖面の両方で提供者としての役割を果たしてきたが、国家の政策は、経済面で男性に影響を与えた。さらに、生殖面では、男性不妊が男性の役割を阻害する側面があった。

　生殖補助医療は、子どもをもてない夫婦に可能性を与えたが、それだけ

でなく，家族の形成に明確な出自を求められる国だからこそ，大きな恩恵となった。不妊男性にとって，顕微授精の導入は，自身の子孫を残せる可能性を見いだせるようになった点で，彼らに喪失した役割を果たせるようにさせただけでなく，一家の長になれる可能性を与えたのである。

　調査対象者のなかで，生殖補助医療を利用した者はいなかった。また，男性不妊であるという者にも出会えなかった。だが，男性不妊である者がおかれる状況は，本章を通じて男性が家族のなかで果たすべき役割をあげたなかで理解できるだろう。

　また，夫婦に目を向けてみれば，彼らは，自身の子をもつために生殖補助医療を利用するが，同時に家族とは何かを考える機会を得るだろう。子どもに高い価値をおく社会において，夫婦は，自らの家族はどのような子をもちたいか，子が必ずいなくてはならないか，それとももしかしたら，子がいなくとも夫婦二人で幸せに暮らせるか，を考える時間をその治療過程でもてるはずである。

　夫婦で不妊に直面する問題を共有できたときに，治療は意義をもつものになるにちがいない。また，男性にとっては，単に経済的な役割として父親になる以上に，子どもの誕生により意識的にかかわる経験となるかもしれない。家族計画の普及は国家の政策であったが，生殖補助医療は，治療を受ける人々が主体となった。つまり，夫婦が家族について，自分たちで考えられるような時代が来たのである。

　そして，夫婦を基点に家族を考え，子どもをもつかどうかを夫婦の選択に任せるような社会になったとき，男性は，たとえ自身が不妊であったとしても，その事実を受け入れ，家族のなかでの役割を見直せるのではないか。生殖補助医療のさらなる普及は，こうした変化を後押しする一助になるだろう。

〔注〕
(1)　中東における家族・親族概念は，日本語で想定される同様の概念よりも広い範囲の者を含む場合がある。日本と同じ適用範囲の場合，漢字で記載するが（父，母等），日本よりも広い範囲の者を含んで使われる概念については，カタカナで記し

た（オジ，イトコ等）。なお，この適用範囲の広さは，本節で述べられているように，アーイラによる家族観に支えられている。

〔参考文献〕

＜日本語文献＞

大塚和夫 1983．「下エジプトの親族集団内婚と社会的カテゴリーをめぐる覚書」『国立民族学博物館研究報告』8(3)　563-586．

岡戸真幸 2012．『エジプト都市部における出稼ぎ労働者の社会的ネットワークと場をめぐる生活誌』上智大学アジア文化研究所 Monograph Series，上智大学アジア文化研究所．

――― 2015．「エジプト都市部で同郷者団体が果たす役割と意義――アレクサンドリアのソハーグ県同郷者団体の事例から――」『日本中東学会年報』31(1)　29-62．

木村喜博 1973．「農地改革前におけるエジプト農村社会の構造――共同体的構成の視角から――」川島武宜・住谷一彦編『共同体の比較史的研究』アジア経済研究所267-313．

眞田芳憲・松村明編 2000．『イスラーム身分関係法』 中央大学出版部．

田中俊之 2004．「『男性問題』としての不妊――〈男らしさ〉と生殖能力の関係をめぐって――」村岡潔・岩崎晧・西村理恵・白井千晶・田中俊之『不妊と男性』青弓社　193-224．

中岡三益 1970．「エジプトにおける伝統的社会と西欧の衝撃」後進国経済発展の史的研究－昭和44年度中間報告（そのⅡ），アジア経済研究所所内資料45(3)　89-137．

――― 1973．「エジプトにおける共同体――財産占取の形態と主体に関するノート――」川島武宜・住谷一彦編『共同体の比較史的研究』アジア経済研究所　257-266．

堀陽子 1999．『イスラム家族法（研究と資料）2 ――エジプト・レバノン・トルコ・付イスラエル――』信山社．

＜英語文献＞

Ali, Kamran Asdar 2002. *Planning the Family in Egypt: New Bodies, New Selves, Austin*: University of Texas Press.

CAPMAS (Central Agency for Public Mobilization and Statistics) [Various years]. *The Statistical Yearbook*, Cairo: Central Agency for Public Mobilization and Statistics.

Clarke, Morgan 2007. "The Modernity of Milk Kinship," *Social Anthropology* 15(3): 287-304.

El Feki, Shereen 2013. *Sex and the Citadel: Intimate Life in a Changing Arab World*, Toronto: Anchor Canada.

Ghannam, Farha 2013. *Live and Die Like a Man: Gender Dynamics in Urban Egypt*, Stanford: Stanford University Press.

Hoodfar, Homa 1996. "Egyptian Male Migration and Urban Families Left Behind: 'Feminization of the Egyptian Family' or a Reaffirmation of Traditional Gender Roles?" In *Development, Change, and Gender in Cairo: A View from the Household*, edited by Diane Singerman, and Homa Hoodfar, Bloomington: Indiana University Press, 51-79.

―――― 1999. *Between Marriage and the Market: Intimate Politics and Survival in Cairo*, Cairo: The American University in Cairo Press.

Inhorn, Marcia C. 1994. *Quest for Conception: Gender, Infertility, and Egyptian Medical Traditions*, Philadelphia: University of Pennsylvania Press.

―――― 1996. *Infertility and Patriarchy: The Cultural Politics of Gender and Family Life in Egypt*, Philadelphia: University of Pennsylvania Press.

―――― 2003. "'The Worms Are Weak': Male Infertility and Patriarchal Paradoxes in Egypt," *Men and Masculinities* 5(3): 236-256.

―――― 2005. "Sexuality, Masculinity, and Infertility in Egypt: Potent Troubles in Marital and Medical Encounters," In *African Masculinities: Men in Africa from the Late Nineteenth Century to the Present*, edited by Lahouchine Ouzgane, and Robert Morrell, New York: Palgrave Macmillan, 289-303.

―――― 2012. *The New Arab Man: Emergent Masculinities, Technologies, and Islam in the Middle East*, Princeton: Princeton University Press.

Kholoussy, Hanan 2014. "Internationalizing Interwar Egypt's Bachelor Tax Proposal: The Emasculation of the State and Its Single Sons," In *Masculinities in Egypt and the Arab World: Historical, Literary, and Social Science Perspectives*, edited by Helen Rizzo, Cairo: The American University in Cairo Press, 12-31.

Mansour, Ragaa T., Ahmed Abou-Setta, and Ominia Kamal 2011. "Assisted Reproductive Technology in Egypt, 2003-2004: Results Generated from the Egyptian IVF registry," *Middle East Fertility Society Journal* 16(1): 1-6.

Mansour, Ragaa, Yahia El-Faissal, and Ominia Kamal 2014. "The Egyptian IVF registry report: Assisted Reproductive Technology in Egypt 2005," *Middle East Fertility Society Journal* 19(1): 16-21.

Naguib, Nefissa 2015. *Nurturing Masculinities: Men, Food, and Family in Contemporary Egypt*, Austin: University of Texas Press.

Pollard, Lisa 2005. *Nurturing the Nation: The Family Politics of Modernizing, Colonizing, and Liberating Egypt*, Berkeley: University of California Press.

Rugh, Andrea B. 1984. *Family in Contemporary Egypt*, Syracuse: Syracuse University Press.

El-Shakry, Omnia 2007. *The Great Social Laboratory: Subjects of Knowledge in Colonial and Postcolonial Egypt*, Stanford: Stanford University Press.

―――― 2016. "Reproducing the Family: Biopolitics in Twentieth-Century Egypt," In *Reproductive States: Global Perspectives on the Invention and Implementation of Population Policy*, edited by Solinger, Rickie, and Mie Nakachi, Oxford: Oxford University Press, 156-195.

Sonneveld, Nadia 2012. *Khul' Divorce in Egypt: Public Debates, Judicial Practices, and Everyday Life*, Cairo: The American University in Cairo Press.

第3章

女性からみたカイロの生殖の一風景
—— 家族をめぐる二つの期待の狭間で ——

鳥 山 純 子

はじめに

　2016 年夏，カイロ郊外にある知人の携帯電話ショップで，エジプト人
40 代男性の産婦人科医Ｗとエジプトにおける生殖補助技術[1] の利用につ
いて聞きとりおよび意見交換を行った。時刻は夜の 10 時をまわり，近所
は，夏の夜を友人たちと過ごす男性たちでにぎわっていた。Ｗ医師も，そ
の地域の友人と夜を過ごすついでに，聞きとりに応じてくれていた。Ｗ医
師を紹介してくれた私の友人である同じくエジプト人 40 代男性のＭも聞
きとりに同席し，無言でやりとりを聞いていた。Ｍは，40 代後半の新興
中産階級の男性で，大学を出た後，自らの才覚で，ツアーガイド，貸し不
動産と事業を拡げ，ある程度の成功を収めていた。彼は W 医師と同様英
語能力に長け，私たちが英語で交わす会話を十分に理解していた様子だっ
た。Ｍは，笑うべきときには私たちといっしょに笑いはしたが，時折冗談
を言う以外には会話に参加してこなかった。ところが，会合が 45 分を過
ぎようとした頃，なかなか終わらなさそうなことにしびれをきらしたのか，
Ｍは突然立ち上がり次のように怒鳴り出した。
　「エジプトの妊娠について話を聞いているのか。だったら俺が話してや
るよ。俺はプロだからな。子ども五人，流産 5 回だぜ。今も妻は妊娠中だ。

俺以上にこの話について語る資格があるやつがいるかい。プロなんだよ」。

　本章の目的は，このMと彼の妻ファイザ（仮名）の見解に表れる「子どもをもつこと」の意味づけを明らかにし，その作業を通じて，現代カイロとその近郊で不妊や生殖補助技術がおかれている社会的状況を描きだすことである。そこで続く節では，まずMとファイザについて説明を加え，エジプトで「子どもをもつこと」にかかわる議論を概観した後に，女性にとって「子どもをもつこと」が何を意味するのかを，彼ら・彼女らの日常生活の地平で考察していきたい。

I　Mとその妻ファイザ

「不幸な男」と「病気の女」

　突然大声で怒鳴り出したMの口調はおもしろおかしくはあったが，そこには私たちのやりとりにたいする明確な不満が込められていた。彼にはW医師と筆者との会話が的外れなもののように聞こえたのだろう。筆者らに代わって，エジプトの妊娠にまつわる明確な回答を示すというのである。そして，六人目の子どもが生まれようとする自分の状況を説明するかのように，こう続けた。

　「どうしたらいいんだよ。うちには頭のおかしい女（妻）がいるんだよ。マグヌーナ（頭がおかしいの意のアラビア語エジプト口語）。あいつはやってられないんだよ。赤ん坊が欲しいんだ。ひとり育ったらもうひとり。ひとり育ったらもうひとり。病気なんだよ。わかるかい。病気だよ。赤ん坊がいないと生きていられない病気。どうやったってできちゃうんだよ。俺に何ができるっていうんだい。あの女とその母親，それに姉妹だよ。あいつらの競争なんだよ。俺の妻は病気なんだ」。

　こうしたMの言葉には，私たちを小バカにするような様子は感じられず，妻につぎつぎ子どもが生まれる状況に，心底困惑していることが伝わってきた。また彼が，私とW医師が交わすエジプトにおける不妊と生殖補助医

療の問題を，時間をかけて話す価値がないと考えていたことは明らかだった。

　彼は最後に自分を憐れむかのようにこう締めくくった。

　「不幸な男なんだよ，俺は。あんな女を嫁にもらって。結局，そのつけはだれにまわってくるんだい。俺だよ。全部俺。子どもは勝手に育たない。金がかかる。誰がそれを払う。俺だよ。俺ばかりが苦しめられるんだ。全部俺だよ。生活が苦しい。ふざけるな。俺の状態をみてからそんな言葉は言ってくれよ」。

　Mはこの言葉を言い終えると，自分は店の外で待っているからと身振りで告げて出て行った。この発言でのMの態度は，自分のプライバシーを思いがけずさらけ出してしまい，照れ隠しに威勢のいい発言をしているようにもみえた。また，自分のコントロールの及ばぬところで子だくさんになった今の状況を弁解しているようでもあった。

　Mの突然の告白とその勢いに，医師と私はあっけにとられた。そして数秒の沈黙の後，W医師は，「典型的なエジプト人男性だね。そして彼の妻は妊娠の女神ってわけだ」とコメントをした。

Mの苦しみ

　Mは私の旧知の友人だった。彼と最初に知り合った17年前，Mにはまだ生まれたばかりの長男しかいなかった。その後，Mには新たに四人の子どもが生まれ，ファイザは第六子の出産を控えていた。

　どうやら，Mの不満の源は，ファイザの妊娠・出産を自分がまったくコントロールできていないところにあるようだった。Mとファイザは，結婚当初から，子どもは三人までと夫婦で決めていた。それにもかかわらず，第三子出産以降もファイザは何度も妊娠・出産をくりかえしていた。

　Mはそれを，ファイザが意図的に行っていると考えていた。なぜなら，Mが妊娠を疑い問いただしても，ファイザは大抵生理不順や体調不良といった説明をくりかえし，妊娠がわかる頃には，いつも人工妊娠中絶が難しい時期に入っていたからである。Mとファイザは，妊娠がわかるたびに，

ときには暴力の応酬を含む大喧嘩をくりかえし、ファイザは5回の「流産」[2] も経験していた。

ファイザとM

傍らからみるかぎり、ファイザとMとの夫婦仲はいたって良好だった。ファイザとMがときに激しい喧嘩をすることがあるのは周知の事実だったが、ファイザがMについて筆者に語るときにはいつも、とても誇らしげな表情をみせた。彼女はMのことをハンサムで優秀な男性と説明し、もし人生をやり直してもMと結婚したいかとの質問には、「もちろんしたい」と即答した。

彼らはカイロ近郊の同じ村の出身で、遠い親戚の仲介によって1997年に結婚した。聞きとりを行った2016年夏までに17歳を筆頭に三男二女に恵まれ、その秋に、六人目の子どもが生まれる予定だった。二人とも、一族のなかで学校教育の恩恵を受けた第一世代だった[3]。ファイザは高校まで進学し、卒業後は就労経験をもたずにすぐに婚約、翌年19歳で結婚し、以来専業主婦を続けている。彼女は家事の達人で、とりわけ掃除が上手かった。一方、Mはカイロ大学に進学し、大学卒業後、土産物屋を経営する経験を積んだ後にツアーガイド試験に合格、スペイン語のツアーガイドになった。ファイザと結婚したのは、彼が26歳のときであった。調査を終えた2016年8月の段階では、Mはツアーガイドと同時に、茶房や文具店といった店舗経営と、リゾート地のマンションを中心とした貸し不動産業を営んでいた。

結婚当初から、彼らはMの実家の真上に築いた3LDKのマンションに暮らしていた。そのマンションは、六人目の子どもを迎えようという家族には少し手狭にみえ始めていたが、ファイザの手によって、いつ訪ねても塵ひとつなく、きちんとした状態に整えられていた。ファイザは周囲からも、家事が得意な「できた嫁」として知られていた。

またMも、決して子どもをないがしろにしていたわけではない。騒々しい生活や経済的心配に縛られながらも、子どもをかわいがり、休日になる

とMが家族全員を一台の車に詰め込みスポーツクラブ[4]へ出かけるのも
よくみかけていた。Mは，はた目には自分の子どもたちのことを誇りに思
う申し分のない理想的な父親だった。また妻のことを大事にしていること
も十分にみてとれた。

II　子どもを欲しがるエジプト社会

子どもを欲しがる傾向

　エジプトは，中東諸国のなかでも結婚し子どもをもつことを重視する社
会といわれてきた（PCWANA 2011）。たとえば女性の生涯未婚率3％は，
サウジアラビア，アラブ首長国連邦，イエメンと並び極端に低い数値であ
り，ほとんどの女性に結婚経験があることを示している。また30歳以下
の既婚者を対象に行った2014年の調査によれば，エジプトの平均初婚年
齢は，女性22.1歳，男性27.5歳であり，多くの人々が若いうちに結婚し
ていることがわかる（詳しくは，巻末付録表付-1参照）[5]。

　また，結婚したカップルには子どもをもつことが期待され，結婚後数カ
月のうちに第一子を授かることが理想とされている。2010年に行われた
調査では，20代の既婚女性の94.1％に出産経験があることが明らかに
なっており（PCWANA 2011, 44），子どもを望む社会的期待が，強い影響
力をもつ規範として機能していることがわかる。多くの女性が若くして出
産を経験する要因としてひとつ指摘できるのが，エジプトでは就学や就業
が出産を直接妨げると思われていないことである。たとえば，女性が若く
して結婚する場合には，結婚の際に交わす契約において就学や就業を保証
する文言が記載されることがある。しかし，そのあいだ，子どもをもうけ
ないとり決めを交わすわけではない。ある調査によると，15歳から29歳
の既婚女性で出産経験をもつ女性87.9％のうち，出産と同時期に就業して
いた女性の割合は87.3％にのぼり，数値的にもこの傾向が裏づけられてい
る（PCWANA 2011, 44）。

これらの情報を統合してみえてくるのは，現代エジプトでは，ある程度の年齢以上の女性には無条件に，結婚をし，子どもをもっていることが期待される状況である。

　ただし子どもの数についていえば，2014年の合計特殊出生率は3.3（1984年の値は5.4，ちなみに2014年の日本の値は1.42）と，過去30年で大幅な下降傾向が示されている（World Bank 2017）。またエジプトの15歳から29歳の男女が考える理想の子どもの数は，2.8と，合計特殊出生率を下回っている（PCWANA 2011, 128）。

公的関心事としての子ども

　家族というユニットのなかで子どもが重視される傾向は，エジプトに限られたことではない。ただし，エジプトの場合，しばしば，子どもをもつことが，日常生活の至るところで個人や夫婦の問題だけではなく，親族やコミュニティ，ひいては社会の問題であるかのように扱われるところに特徴がある。その際たるもののひとつが，第一子誕生を契機とする呼称の変化である。

　エジプトでは，夫婦は第一子が誕生すると，「アボ[6]・○○」（○○の父），「オンモ・○○」（○○の母）と呼ばれるようになる。○○には，基本的に第一子の名前が入るが，最初に生まれた子どもが女児であれば，男児が生まれた後に，その男児の名前に入れ替わることもある。とりわけ，女性の名前が直接呼ばれることがタブー視される保守的な地域では，出産後，女性は，永続的に「○○の母」，あるいは母をとって「○○」と子どもの名前で呼ばれるべきだと広く考えられている。その場合，その女性のファーストネームを呼ぶことが許されるのは，夫や自分の両親などその女性の扶養義務が課されているものだけだといわれることすらある。実際，喧嘩のさなかに相手の母親の名前を口にすることは非常に強い侮辱を示す行為だとされている。

　子どもの名前や，「○○の父」「○○の母」という呼称は，家族や居住地域といった子育てと深くかかわりのある空間だけでなく，職場や銀行，病

院といった公共性の高い空間においてもより尊敬を込めた呼び方として用いられている。呼称という，ある人物にかんする最初期の情報に子どもの有無が反映されることからは，社会における子どもをもつことに付与される重要性と，それが個人の私的な問題であると同時に，親族，コミュニティをはじめとする，社会全体の関心事とされていることを垣間みることができるだろう。

　このように，子どもの誕生に寄せられる期待は，表象の問題としてだけでなく，社会の隅々にまで浸透する社会的期待として日々の生活の至るところに存在する。筆者自身，エジプト人男性と結婚した直後にこれを思い知らされたことがある。結婚して数カ月妊娠せずにいた筆者は，ある日，姑と，近隣に暮らす姑の友人だという面識のない女性たちに，「妊娠をしているかどうか確認する」という理由で，あやうく強制的に下半身を触診されそうになった。普段から，互いに全身の脱毛[7]を手伝い，姑に裸をみられることには慣れていたとはいえ，このときはさすがに驚き，筆者は激しく抵抗した。すると姑は，家族としての心配をないがしろにしたと言って不満を露わにした。女性が子どもを授かることは，それほど家族やコミュニティにとって関心の高い出来事として扱われているのである。

中東ジェンダー学にみる女性にとって子をなすことの意義

　以上のような傾向を反映して，中東ジェンダー学では，女性の妊娠・出産にたいして並々ならぬ関心が寄せられてきた。一般に，人々が子どもを望む理由とされるのは，①社会的保障（労働力，あるいは高齢者介護の担い手の生産を目的とする），②社会的権力（親になることで得ることのできる力を目的とする），③社会的継承（名前の継承，あるいは社会的集団としての顕在性を保持するための人口増加を目的とする）である（Inhorn 2003, 8）。中東ジェンダー学では，長年，女性がなぜ主体的に生殖にコミットしていくのかを説明することが試みられてきた。そこで発展したのが「家父長制」にかんする議論である。

　ここでいう「家父長制」とは，家族のなかの年長者や男性を，家族の幼

年者や女性が立て，年長者や男性が幼年者や女性を扶養し，庇護する関係をいう。人類学者のカンディヨティは，世界的にみられる家父長制的傾向を分析し，もっとも性別役割分業が厳密に実践される家父長制のあり方を「古典的家父長制」と名付け，それがみられる地域として中東をはじめとするサブサハラ地域と東アジア地域をあげている。カンディヨティによれば，そうした地域で実践される「家父長制」の核となるのは，女性が，家族のなかの年長者（ここに姑も含まれる）と男性に従うことであり，それによって女性や若年者は，家族のなかで物質的・精神的な保護を得ることができる。すなわち，年をとること，また稼ぎ手となる息子を多く育てることで，独立した収入のない女性であっても，物質的資源へのアクセスや社会的尊敬を手に入れることができるという（Kandiyoti 1988）。

　また，レバノンの家族関係を研究した人類学者のジョセフは，中東における家族の基礎がしばしば血統主義的つながりにあることに着目し，女性は結婚しても，姻族だけでなく親族の物質的再分配のネットワークにも位置づけられ続けることを明らかにした。すなわち女性は，結婚後も，夫だけでなく，実父や兄弟，父方オジ，成人した息子などに物質的，経済的な支援を求める権利が永続的に認められている。しかしそれは同時に，その女性の夫の資源もまた，夫の実母，姉妹，姪といった女性が受けるべき分配の対象となることも意味している。こうした状況において女性が，夫，あるいは姻族の物質的再分配に与ろうとすれば，子どもをもつこと（子どもは父系に位置づけられるため，女性からみたときに夫の親族に含まれる）がそのための安定した手段になるという（Joseph 1994）。別の言い方をすれば，女性にとって夫の子どもを産むことは，父系家族における嫁としての地位の確立や，結婚という絆の強化をもたらすものだと考えられてきた（Inhorn 2003, 9）。

　こうした議論では，女性たちが子どもを望む動機の中核を占めるものが，経済的資源分配や，婚姻関係強化といった機能的側面にあることが前提とされる一方，女性たち自身が子どもをもちたいという欲求をどのように理由づけし，どのようにそれを語るのか，という点については関心が向けられてこなかった。本章で中心となるのは，そうした，いままで汲み上げら

れてこなかった，個々の女性の声やその語り方であり，そこに読みとることのできる論理や，感情である。続く節からは，Mの妻，ファイザを中心に，これらの点について明らかにしていきたい。

Ⅲ　女性にとっての「子どもをもつ」こと

夫への愛情表現／夫からの愛情表現としての子ども

　ファイザが筆者に語ったところによれば，エジプト人女性が多くの子どもを欲しがる理由は，夫への愛のためであった。すでに五人の子どもをもち，六人目を出産しようとしていた自らの状況も，彼女が夫を愛し，夫が彼女を愛していることによって説明できるという。彼女はそれを，妻が夫を想って髪の毛や爪をヘンナで染めることや，全身の脱毛を欠かさないことと同じことなのだと説明した。つまり，それらはすべて，「夫をよろこばせる」ために課される妻の義務である。

　こうした文脈で「夫をよろこばせる」こととは，性交渉において男性に満足をもたらすことを意味している。すなわち，子どもがたくさんいる彼女の状況は，夫への愛情表現として夫に性的満足をもたらす彼女の努力の末のものだと理解されていた。

　ファイザは，夫との性交渉に非常に積極的だった。ファイザが言うには，夫と積極的に性交渉をもとうとしない女性は，妻としての自覚に欠ける自分勝手な女性である。常日頃から脱毛を欠かさず，ベッドではセクシーランジェリーを着用し，あるいは部屋を清潔に保つことで夫から愛情を得るべく努力を続けるファイザにとって，それらを怠る女性は，男性に愛される資格のない女性であった。そして子どもとは，妻から夫への愛情表現の結果授かるものであり，夫から妻への愛情を示すシンボルでもあった。

社会の関心事としての子ども

　ファイザのように，子どもが夫から妻への愛情を示すものとして理解されているならば，妻にとって子どもを産むことは二重に重要な意味をもつ。子どもは，夫婦の愛情の証であると同時に，愛情によって結ばれた夫婦という紐帯を可視化させる役割を果たす。この，子どもが結果であり要因でもあるという二重の意味づけは，カップルが，個人的な愛情の問題としてだけでなく，家族というユニットとして夫婦として社会的に存続できるかどうかを左右しうる重要な要素となり得るものである。そのため，夫婦の性交渉は，夫婦のプライベートな出来事であると同時に，家族の関心事でもある。結婚後，嫁いだ娘の性生活にファイザの母親が積極的に介入しようとした姿勢は，それを如実に物語っている。

　ファイザの結婚後，彼女の母親は，ファイザの脱毛方法や，夫をベッドに誘う方法といった細々したことにまで口を出してきたという。母親にとって，新妻となった娘が無事に結婚生活を送れているのかどうかは深刻な問題である。結婚後に姑と上手くやれているのか，料理や掃除が上手くやれているのか，夫とは満足な性交渉がもてているのか。尽きない母親の心配のなかでも，夫との性交渉の頻度や様子については，とりわけ具体的な質問がなされたという。またファイザの母は，性交渉の頻度が下がった場合の対処法として，夫が精をつけるために食べさせるべき料理から，ムダ毛や肌の手入れの仕方，また夫の仕事の疲れをいやす方法やその際にかける言葉に至るまで，微に入り細に入ったアドバイスをしたらしい。さらに性交渉の頻度が高すぎる場合に備えては，性交渉による男性の就労意欲の減退や，頻度の高すぎる性交渉が妊娠への逆効果をもたらすことがあるといった，過度な頻度の性交渉のリスクにかんする知識提供があったという。

夫をベッドに誘う手管

その一例として，ファイザがもっとも具体的に語ったのは，夫をベッド
に誘うための方法だった。

そのひとつ目は，エジプトで伝統的な脱毛方法といわれる，砂糖，レモ
ン，水からなる自家製の脱毛ワックスを使った全身脱毛，さらに糸をよ
じって行う顔の脱毛である。体の脱毛では，頭髪以外のすべての毛を脱毛
する。大規模な全身脱毛は 40 日に一度，妹と誘い合って互いの体を脱毛
する。ファイザの脱毛の仕上がりがよいことは婚家でもよく知られ，夫の
母，姉妹，夫の兄弟の嫁の脱毛を頼まれて行うこともあった。顔の脱毛は，
体の脱毛以上にこまめに行い，これもやはり請われてほかの女性に行うこ
とが頻繁にあった。

さらに，レース，リボン，サテンを多用したベビードールや透けるパン
ティーといったセクシーなランジェリーを数多く用意することも，夫を誘
うための努力として語られた。こうしたセクシーランジェリーは，一般的
に，花嫁が嫁入りの際に数多く用意することになっている。ファイザも嫁
入りの際には大量のランジェリーを用意し，さらに，結婚から 18 年以上
たった今でも，折りをみて新しいものを買い足し，夫に飽きがこないよう
に気をつけていた。

また，夫が性的な気分になるような，ロマンチックな空間づくりの重要
性も語られた。ファイザは掃除が非常に上手く，家をいつでもきれいに整
えていた。そのなかでも夫婦の寝室にはこだわりをもち，カイロで愛を囁
くときの小道具とされる，テディベアや，ハート形のクッション，ハート
の刺繍の入ったベッドシーツ，真っ赤なサテンのベッドスプレッドなどで
ロマンチックな空間づくりが意識されていた。また毎週木曜日には幼い子
どもを早く寝かせ，夫婦の時間がもてるよう準備を欠かさないことも重要
であるという[8]。

あるいは，木曜日には昼食から気を配り，夫の好物や，精がつくといわ
れるラクダ肉，エビなどを調理するように，という気配りも，夫との性交

渉を意識して語られた。加えて，夫の身体的，精神的負担になることを避けるため，性交渉は週に3日以内にとどめているという。

　こうした事柄は，ファイザの母親や周囲の年上の女性たちからアドバイスとして伝授され，ファイザもまた，嫁いでいく娘たちに伝えるべき事柄と考えられていた。

女性主導の性交渉

　こうした，母親による結婚した娘の性生活への介入は，娘の結婚生活の安定を願う母親の気持ちとして説明することができる。しかし，むしろここで注目を促したいのは，性交渉の有無や頻度が，妻がコントロールすべきこととして語られていた点である。その背景には，性生活の成功のカギは，一般的に妻に握られていると考えられ，またその成功が妻となった女性の評価に直接的に反映されるというエジプト社会に広く流布する認識がある（Atiya 1982）。他方，男性は，一般的にいえば，つねに女性に性的関心を抱き，性交渉を求め，またそれが可能な存在とされている。抑えがたい男性の欲望は，女性に上手くコントロールしてもらうべきものなのである（Mernissi 1985）。エジプト農村部で家族計画について研究したアリも，家父長制的傾向が非常に強く，男性優位が広くみられるエジプト農村部であっても，避妊が女性の責任で行われていたことを明らかにしている（Ali 2002）。避妊が女性の責任とされる背景には，こうした，荒ぶる男と諫める女という男女観にもとづき，女性が性行為の主導権を握るべきとする認識がみえ隠れする[9]。

　また，性生活の成功がそのまま妻の評価につながることから，既婚女性どうしの会話では，自分がいかに夫に求められる女であるかが頻繁に語られる（Atiya 1982）。他方，性生活が充実していない場合，女性がそれを語ることはほとんどないという。自分が夫に愛されていない，ひいては女性としての価値が低いという評判に直接つながりうるものは，よほどの理由がないかぎり隠される。それは，上述のように，女性間で交わされる夫婦の性の話題が，夫婦の仲の良さや結婚の安定を示すバロメーターとしてと

らえられ，その成功の程度によって女性の価値が語られることがあるからである。

Ⅳ　妊娠・出産のための努力

こうしたファイザの事例では，夫婦が当然のように子どもをもつことが期待される社会の価値観を背景に，結婚して妻になった女性が子どもを産むことが，他人からのさまざまな邪推や誹りを退け，夫婦関係に安定をもたらすものであることがみえてくる。また女性にとっては，優れた妻として，価値のある女性としての社会的評価を得るうえで，子どもを産むことが重要であることがみてとれる。すでに五人の子どもをもつファイザは，周囲の女性，とりわけ実家の姉妹や女性親族に成功者としてアドバイスを求められることも多いようだった。そんなとき，彼女が指南するといういくつかの事柄を，以下，(1)妊娠しにくくなる状態を避ける努力と，(2)妊娠しやすい状態を医学的に整える努力，に分けて整理したい。

「ムシャハラ」の禁忌

ファイザはよく，なかなか妊娠できない女性をみては，それが「ムシャハラ」によるものだと語っていた。「ムシャハラ」とは，妊娠や母乳の出を妨げる，日本の感覚でいえば呪いによって生じる力のようなものである。「ムシャハラ」には，ほかの女性から受け取ってしまうものと，ほかの女性に与えてしまうものとがあり，いずれも，女性どうしのあいだでしか生じない力である。

多くの家庭には，女性たちがこの特別な力の影響を受けないように，あるいは，ほかの女性に影響を及ぼすことを避けるためにやるべき慣習が伝わっている。ファイザもまた，自分が妊娠中，流産の後，出産の直後にはこうした「ムシャハラ」を意識した慣習を実践し，自分の妊娠出産がスムーズに進むよう，他人に「ムシャハラ」を与えないようにと気をつけて

いた。たとえばファイザは，5回目の流産直後から，ほかの女性に「ム
シャハラ」を与えることを避けるために，木製の大振りの球体をつなげた
ネックレスを身に着けたという。ネックレスは母方のオバが用意し，流産
時の月が新月になるまで欠かさず身に着け，その後はまた母親経由でオバ
に返却したらしい。

　ある女性が「ムシャハラ」をもつとされるのは，ある程度の年齢を超え
ても子どもができない場合，またファイザのように流産を経験してしまっ
たときである。しかも，それは女性本人の意思とは関係なく効果を発揮す
る力であるらしい。また「ムシャハラ」の影響を受けた女性には，その自
覚症状はないことが多いという。そのため，なかなか子どもができない女
性や母乳の出が悪い女性には，別の女性からの「ムシャハラ」の影響を疑
う言葉がかけられる。

　ただし特定の方法によって，「ムシャハラ」は無効にすることができる
とも考えられている。その方法にはさまざまなものがあり，またそのうち
のどれがもっとも効果的であるかについては意見が分かれるところである。
たとえば「ムシャハラ」の被害者がその力から逃れるためには，「ムシャ
ハラ」をとり除く力があるとされるネックレス（先述の，「ムシャハラ」の
加害者が身に着けるネックレスとは別のもの）[10] を水に浸し，その水で7回
沐浴するといったものから，ラクダの尿を脱脂綿に含ませ，それを7日間
膣に入れるといったものまでさまざまだった。そこには個人単位のバリ
エーションがあったが，大まかに分けて，沐浴によって「ムシャハラ」を
洗い流す方法と，膣に何かを入れて「ムシャハラ」の効力を相殺するもの
という二つの方法が確認できた。同様に，まだ起きていない「ムシャハ
ラ」を避けるために行うものには，「ムシャハラ」を撥ね退ける力がある
特定の装飾品を身に着ける，あるいは長く子どもをもたない女性や流産を
した女性に近づかないという方法が知られていた。「ムシャハラ」の力を
無効にするために用いられる特定の装飾品には，近親者内で受け継がれて
いるものが多く，必要に応じて，親族の年配の女性が用意するのが一般的
であるらしかった。

　ただし，「ムシャハラ」の呪い的性格上，現代カイロに暮らす人々には

その存在を知らない人も増えているという。筆者が聞いたかぎりでも，とりわけ男性たちは出身階層にかかわらず，「ムシャハラ」にたいして，否定的な態度をとることが多かった。また「ムシャハラ」とイスラームを結びつけて考えることには，男女を問わず否定的な姿勢が示された。結果として筆者は，現代カイロの多くの男性にとって「ムシャハラ」は，後進的な人々が行う慣習であり，それを信じ行う人間は無知であるとする見解が一般的だとの印象を受けた。他方，既婚女性たちの場合，男性同様「ムシャハラ」にたいする否定的評価も聞かれたが，概して豊富な知識があった。たとえば，「ムシャハラ」を気にしないという女性たちであっても，「ムシャハラ」を重視する具体的な友人・知人の名前をあげることができた。さらに，「ムシャハラ」という言葉を用いはしなかったものの，近親者にすすめられて特別な水で沐浴したり，特定の装飾品を身に着けたことがあったという女性もいた。

　また「ムシャハラ」という言葉で語られはしなかったが，ファイザの母親からは，子どもを授かるために行うお詣りについても話を聞いた。ファイザの村には，かつて女性たちが夜になると妊娠を祈願して 7 回くぐる橋があったといい，結婚後すぐに子どもを授かることのできない新妻は，周囲の人間にそこに行くよう勧められたらしい。しかしその橋は，農業運河の暗渠化にともない 20 年以上前に解体され，それ以降，そうした話は聞かなくなったという。

　医療機関の利用

　薬局や産婦人科クリニックを上手に利用し，最先端の「正しい」情報を収集することも，子どもを授かるための賢い妻の重要なテクニックとして語られた。

(1)　薬局の利用
　薬局は，エジプトでは地域の初期治療（プライマリーケア）を受けもつ医療機関となっている。都市部では各街区に一軒は薬局があり，人々は，

薬の購入から健康相談，注射，あるいは日常使いの衛生用品の購入などを目的に薬局を頻繁に訪れる。

　ファイザがおもに利用する薬局は，家から15メートルと離れていなかった。しかしその薬局以外にも，実家近くの薬局や，大通りに近い比較的規模の大きい薬局などいくつかの薬局の名刺を大切に保管し，適宜用途に合わせて複数の薬局を利用していた。薬局の名刺には大抵，薬局の名前，薬剤師の名前，携帯電話番号の記載がある。薬剤師の電話は薬局の営業時間外でも通じることが多く，顧客は時間を気にせず，電話一本で，薬の配達依頼や，医療相談ができる。ファイザは，筆者との聞きとりの際，名刺を保管しているというナイトスタンドの引き出しから何枚かの名刺を取り出すと，それを筆者にみせながら，女性にとっていつでも相談できる薬局があることは，子どもを上手にもつためにも重要なことだと説明した。

　ファイザの場合，結婚直後こそ産婦人科を受診し避妊相談を行っていたが，近頃は，ピルの購入や，性器の違和感や妹の不妊相談もまずは薬局に直接赴き行っていたらしい。このように，とりわけ，第三子出産直後に避妊方法を IUD（子宮内避妊用具，エジプトでは一般的に産後1カ月検診時に産婦人科医によって子宮内に装着される）からピル（エジプトでは医師の処方箋なくピルを購入することができる）に変えて以降，ファイザは，服用するピルの種類や適切な授乳期間に至るまで，性にかかわるあらゆる問題をまず薬局に相談するようになっていた。その理由について彼女は，薬局の薬剤師たちが性にかんする専門的知識に富んでいるから，と説明した。

(2) 産婦人科クリニックの利用

　ファイザにはまた，自分で集めたという産婦人科の名刺コレクションがあった。ファイザは近隣に暮らす多くの女性たち同様，第三子出産までは自宅近くの女性産婦人科医にかかっていた。しかし第三子出産後に使用した IUD の不具合によって大量出血を起こしたことをきっかけに，カイロの中心部に近い，有名な体外受精クリニックと連携のある大規模な産婦人科クリニックに通うようになっていた。クリニックや医師を変えた理由について，ファイザは，二つのクリニックの特徴について，以前利用してい

たクリニックが「馬小屋のようだった」のにたいし，現在のクリニックは利用料が高く，それに見合った顧客しか来ないモダンなクリニックだからだと説明した。

　ファイザは過去に，なかなか子どもをもてなかった彼女の一番下の妹にその医師を紹介したこともあったという。一番下の妹は，結婚直後に子どもができにくい体質と診断され，何度か妊娠しても，早期の流産をくりかえしていた。結局この妹は，ファイザが紹介した医師の監督のもとに体外受精を行い，無事妊娠出産をすることができた。さらに彼女はその後，自然妊娠で第二子をもうけていた。

　ファイザの妹のように，子どもができにくいことを理由に産婦人科クリニックを受診することは決してめずらしいことではない。カイロ市内と近郊農村地域の 2 カ所で産婦人科クリニックを経営する H 医師によれば，生殖補助医療には，クリニックごとにさまざまな価格帯が設けられており，何らかの医学的支援を求めてクリニックに来院する人々は，収入に余裕のある層に限らないという。彼のクリニックが設定する体外受精一回分の料金は 1 万 5000 エジプトポンド（2015 年のレートでおよそ 25 万円）で，その金額は決して安いものではない。しかしそれにもかかわらず，農村部に暮らす，財産をほとんどもたない男女も H 医師のクリニックに大勢やってくるという。H 医師は，彼らの資金源について詳しいことはわからないと言いながら，おそらく，親戚や周囲の人間から借金を重ねて来院するのではないかと話していた。

　またファイザによれば，一般に，女性が不妊を理由に産婦人科クリニックに通院することは恥ずべきことではないという。彼女はそれを，妻として行うべき正しい行為のひとつとして考えていた。ただし，クリニックに通院するのであれば，適切な治療ができるクリニックや医師を知っている必要があるため，誰にでもできることではないらしい。

　こうしたファイザの説明では，通院するクリニックや担当医師には序列があること，そして「よい」クリニックで「よい」医師にかかるためにはそれに応じた社会的地位が必要であるという持論が語られた。筆者はそこから，かつて筆者の別の友人が体験した出来事を思い出した。その古い友

人は，妊娠しにくい体質であることが判明した後，どこのクリニックに通うべきかで実家と婚家がもめ，あわや離婚という騒動にまきこまれた。それぞれの家族が，互いに自分たちが推す医師やクリニックがより優れていると言い張り，最後には，それぞれが薦める医師にかかることが禁じられるまでに話がこじれてしまった。それほど，どこのクリニックの，どの医師と知り合いなのか，またどのような基準でクリニックや医師を選択するのかという判断には，単なる医療サービスの利用という概念を超えた，家族の社会的ステータスや社会的ポジションをめぐる交渉という側面がある。

　またファイザと同年代で同じようにカイロ近郊で育った大卒女性たちによれば，近年都市部では，結婚前の女性が産婦人科に通院することも一般的になりつつあるという。そうした女性たちの主たる通院目的は，結婚に備えて，自分の体に妊娠の障害がないかあらかじめ確認することにあるらしい。またそこでも，有名クリニックに通院したという事実が，隠されるものであるどころか，自らのステータスを示すためにも積極的に語られるべきものであるという。筆者の知人の30代前半の女性のなかにも，結婚前に有名産婦人科クリニックで検査をしたという女性が三人おり，そのなかのひとりは，実際に「卵管洗浄」（受けた治療の説明から，おそらく卵管造影検査のことだと思われる）を受け「妊娠しやすい体」になったと話していた。特筆すべきは，産婦人科で検査を行ったという三人の女性たち全員が，そうした有名クリニックへの通院目的を，自分が「ナディーファ」（清潔）になるため，と説明したことである。「ナディーファ」とは，物事の不潔・清潔という文脈のみならず，広い文脈で，望ましい，清廉，という意味で使われるアラビア語カイロ方言であり，男性が理想の結婚相手を語る際にまず出てくる表現でもある。結婚前の有名産婦人科クリニックへの通院を，女性たちが「ナディーファ」と表現したことからは，彼女たちが有名産婦人科クリニックへの通院を，医学的問題解決のためだけではなく，自らを望ましい状態に整える手段として利用し始めている実態が垣間みえる。今後有名産婦人科クリニックへの通院は，脱毛などと同様，医学的問題のあるなしにかかわらず，ある種，結婚前から始めるべき女性のたしなみのひとつとして，また社会的ステータスの指標として，ますます広

く認知されるようになっていく可能性は高い。

V　女性の問題としての性交渉，妊娠，出産

男性不在の語り

　性交渉，妊娠，出産についてのファイザの語りでは，男性は働きかけの対象，すなわち客体として登場するが，ともに何かをする存在としては登場しない。そればかりか，彼女が性を語るなかでは，男性についての期待も不満も表出せず，語り全体に男性不在が通底している。代わりに彼女が語るのは，良き妻として，良き女性として，女性たちが一人ひとりで，あるいはほかの女性の手助けを得ながら行うべきとされる努力の数々である。そこで語られているのは，女性が，自らの主体的行為として，妻や女としての役割をより良く全うするための方法だった。ここで興味深いのは，性交渉，妊娠，出産が，いずれも夫婦単位ではなく女性が単独で行う努力として語られていたことである。本来女性ひとりでは子どもを授かることができないにもかかわらず，性交渉や妊娠が，女性の出来事として女性だけで完結するものであるかのように表現されたことは非常に示唆的である。

　また，性交渉，妊娠，出産にかかわる話が，ファイザに限らず，筆者が調査を行った，カイロ郊外の（比較的保守的といわれる）A村の中産階級の女性たちによって，常日頃から活発になされていた点にも注目する必要があるだろう。性交渉，妊娠，出産は，筆者のこれまでの調査経験のなかでも女性たち自身がもっとも強く興味を示したテーマであった。女性の就労や化粧といったこれまでの筆者の調査テーマには大した興味を示さなかった女性たちも，「妊娠と不妊と生殖技術」を対象とし，性交渉，妊娠，出産について話が聞きたいと説明した今回の聞きとりでは，みな積極的に自分の考えを語り始めた。若い女性であれば現在進行形で，初老の女性であれば，かつての自分の出来事としてそれぞれに悔いたり誇ったりする経験をもっていた。聞きとりの際には，みな自分の経験や，娘たちへのアドバ

イスなどから，自分自身の工夫や，特別な出来事を我先にと語りたがった。

　その理由のひとつには，性交渉，妊娠，出産が，彼女たちの人生において少なからぬ意味をもつものとして，実際に子どもを産んだかどうかにかかわらず，既婚女性一人ひとりに生きられていたことにあるだろう。彼女たちの積極的な語りからは，それらが，彼女たちが女性として生きていくうえでの大きな関心事のひとつであり，日々自分なりに研鑽を積んできたであろうことがみてとれた。

　あるいは，女性たちによる性交渉，妊娠，出産についての語りが，単なる個人的体験の開示であることを超えて，その場に同席していた筆者やほかのエジプト人女性にたいし，自分のテクニックを披露し，競い合う，自分自身の評価を交渉するアリーナであり続けていたからだと考えることもできるだろう。彼女たちが自分のテクニックを明瞭に言語化し，明快に説明・描写していた様子から推察するに，性交渉，妊娠，出産は，普段から彼女たちが語るべきものとされていた可能性は高い。つまり女性たちにとっての性交渉，妊娠，出産とは，男性と行う生殖行為であると同時に，それについて語り合うことで女性どうしをつなぐ行為であり，さらには，女性間に序列を生み出す基準であったとも考えられるのである。

　女性へのスティグマ

　先述のようにファイザは，女性が子どもを授かるためにクリニックに通うことを恥ずかしいことではないと考えていた。また結婚前にクリニックに通ったという女性たちの体験も，ファイザと同じく，現代カイロで妊娠を目的とした医療機関の利用が一般的になりつつあることを裏づけるものといえるだろう。とはいえ，未婚の若い女性たちが「ナディーファ」になるためにクリニックに通うという発想は，裏を返せば，不妊が，結婚に先立ちとり除かれているべきリスクととらえられているという認識を示唆している。つまり，彼女たちが気楽にクリニックに通えるようになったことを根拠に，不妊に付与されるスティグマが軽くなったととらえるのは早計だろう。実際，2015 年，聞きとりのために市内の体外受精クリニックを

まわるなかでも，不妊のスティグマを示唆する光景をみることがあった。

　筆者の訪問を許可し，医師が聞きとりに応じてくれたカイロ市内の 3 カ所の体外受精クリニックは，いずれもカイロでは広く名の知れた民間クリニックだった。それぞれ個性はあるものの，ドアを入るとまず受付と，清潔感が保たれながらもモダンな雰囲気を演出した最初の待合室があり，ステンレスやガラスを多用したインテリア，リノリウムの床，壁には薄型の大型テレビがかけてあることで共通していた。

　ところが，ひとたびさらにその奥の診察用待合室に足を踏み入れると，同じように清潔感が保たれた室内に，アバーヤ（足首まで全身をすっぽりと覆い隠す黒い長衣）をまとい，ニカーブ（頭髪だけでなく，目から下も長く黒い布で覆う被り物）をしている女性が何人か座っているのが目に飛び込んできた。先述の H 医師のクリニックでは，部屋の 4 カ所に女性たちがグループをつくっていたが（おそらく家族や付き添いの人と何人かで訪れ，1 カ所に固まって診察を待っていたのだろう），そのうち三つのグループにはニカーブ姿の女性がいた。

　近年は，女性の被り物も多様化し，顔まで隠すニカーブ姿の女性もカイロ市内では，珍しくなくなっている。とはいえニカーブには，比較的生活水準が低く，カイロ市内というより近郊農村出身の女性がつけるものだというイメージが根強く存在する。そのため，高額な費用がかかる最先端の体外受精クリニックに，ニカーブ姿の女性が多く来院していたのには驚いた。そのニカーブの目的が，顔を隠すことで体外受精クリニックに来院する自分の姿を周囲の人々にみられまいとしたことにあったかもしれないと思い至ったのは，日本に帰国してからのことである。

　また，ファイザが語った「ムシャハラ」にも，不妊のスティグマを垣間みることができる。「ムシャハラ」の中核である，生殖能力を凍結する力は，ほかの女性にも伝染するものと考えられていた。伝染は当人の意思とはかかわりなく生じるとされ，「ムシャハラ」をもつとされる女性には，ほかの女性の不妊が自分由来であることを否定する手段はない。自ら子どもを授かるまで，「ムシャハラ」をもつとされる子どもをもたない女性が社会的なリスクであることを抜け出す方法はない。

このように，既婚女性のたしなみ，あるいは夫への愛の表現として性交渉，妊娠への努力が語られることは，不妊を抜け出せない女性が，子どもをもてないという悲しみに加え，生殖能力の欠如という劣等感，さらには，夫に愛されず夫からの愛を受けとる価値のない女性としての屈辱に晒されることと対をなしている。生殖補助技術という新たな希望が入手可能な時代になったとはいえ，あるいはそれだけに，不妊とされる女性たちにはいまだ大きな苦痛が強いられているのである。

VI　新たな病としての「子ども欲しい病」

夫婦にとって子どもをもつことが当然のこととして期待される一方，近年，もつべき子どもの数も大きな問題になりつつある。2016年の夏，ファイザはすでに，男児三人，女児二人の子どもをもち，第六子の妊娠後期に入っていた。このように，性交渉，妊娠，出産についての知識や経験でほかを圧倒するファイザは，生殖能力の高さにより，夫に愛される価値の高い女性として，同じ年頃の周囲の女性たちに高く評価されていた。ところが，彼女の子どもの多さは，その同じ女性たちから彼女の弱点として指摘されることもあった。

後進的現象としての子だくさん

ファイザの子どもの数は，先述したエジプトの若者が考える理想的な子どもの数，2.8（PCWANA 2011）をすでに上回っている。近年の標準に照らしても子だくさんのファイザの状況は，婚家（Mの家族）においてファイザに否定的見解が示される場合に言及された。たとえばそれは，夫の関心を自分と子どもたちにだけひきつけるためのひとつの計略として語られた。Mの両親とMの兄弟家族とひとつ屋根の下に暮らすファイザにとって，Mを独り占めしようとする行為はそのまま，Mをほかの家族から引き離そうとする行いとして解釈される。そうした行為を，婚家は，ファイ

ザによる自分たちへの反逆とみなすことがあった。さらに彼らは，自分の
計略に子どもを利用していることや，そのやり方が古風であるとして，
ファイザに「頭の太った女性」（後進的な考えをもった女性）という評価を
押しつけることがあった。ファイザは，子どもの適正な数は 3 人と話してい
たが，人が授かる子どもの数は神の意思なのだとも語っていた。こうし
た発言の矛盾や神への言及も，彼女を悪しざまに言う人々にとっては無責
任で軽率な振る舞いとして，ファイザの「教育のなさ」を露呈するものと
みなされていた。そんななか，ファイザの子だくさんの状況は，なにより
子どもの教育をめぐる文脈において否定的な意味合いでMの家族内で言及
されていた。

子育てをめぐる新たな価値観

　現代エジプトの若者にとって，理想の子どもの数は 2 ～ 3 人とされてい
た。この数字の理由として現代カイロの若者がまず言及するのは，子育て
にかかるコストである。ここでいう子育てのコストは，教育費とほぼ同義
ととらえることができるだろう。

　都市部では，子どもを私立学校に通わせることが理想とされるうえ，大
学受験での成功をめざし，幼稚園に通うか通わないかのうちから塾に行か
せたり，家庭教師をつけることも常態化しつつある（Hartmann 2008）。

　学校，塾，家庭教師には幅広い料金体系があり，サービスの一つひとつ
が階層化されている。料金が高いことと質が高いことは混同され，高額な
コストをかけることが，子どもの学業の成功，ひいては将来の社会的成功
になると信じられている。こうした文脈のもと，子育ては子どもに輝かし
い将来を約束することと同一視され，さらにはそのために家族がどれだけ
金銭的資源を費やすことができるかというコストの問題として語られる。
理想の子どもの数がコストの問題として語られるのは，こうした背景から
である。

「育児」から「教育」へ，母役割の変化

　家庭の収入から逆算するかたちで養育可能な子どもの数が語られる状況において，ファイザとMのように子だくさんの家庭には，子どもの教育を真剣に考えていない夫婦という汚名が着せられることがある。とりわけ，学歴競争がし烈化するカイロでは，子だくさんは「農民的」（カイロでは，非近代的，後進的という意味で農民という語彙が用いられる）とされ，非難の対象とされることがある。ファイザの場合は，そこに子どもたちの学業不振が加わり，母親として，女性としての彼女の評価を下げる弱点とみなされることもあった。

　エジプトでは近年，学歴競争のさらなる加速が社会問題にまでなっている。激化する学歴競争の背景には，よい大学のよい学部への進学が子どもの輝かしい将来を約束するという社会的認識があり，子どもたちの多くは，日々性別を問わず，早い場合は3歳前後から勉強漬けの生活を強いられる。母親には，監督者として，その教育の主たる責任が課されている。

　これが，ファイザにとっては大変な重荷となっていた。そもそもファイザは，自分自身がそこまで懸命に勉強した経験をもっていなかった。これは，過去20年間で下層中産階級の女性の平均的学歴が，大きく上昇した社会変化のなかではしかたがないことでもあった。職業訓練高校まで通ったファイザの学歴は，同年代の女性たちのなかでは決して見劣りするものではない。彼女の二人の弟もまた，大学には進学していなかった。当時はそれでも，ファイザの母親が非難されることは考えられなかった。

　ところが，若者の高等教育就学率が5割に達し（うち大学は2割），そのうちの45％を女子が占めるに至り（PCWANA 2011, 76），ファイザにも新しい母親像が求められるようになってきた。現在，母親に新しく求められるようになった教育者としての役割は，しつけをするというよりは，より直接的に学業成績での成功をもたらす監督者としての責任を意味している。ファイザも懸命に，子どもたちに家庭教師を雇い，学習センターに通わせ，と手を尽くしてはいたが，子どもたちの成績が，MやMの兄弟家族の期待

を満たす水準に達することはなかった。そもそも，ファイザの婚家であるMの家族は，ファイザと同世代のMの姉妹二人を1980年代からカイロ大学に進学させるほど，教育熱心な家庭であったため，彼女の子どもたちの成績不振は，母親の「教育のなさ」を反映したものとされ，ファイザとMの家族との溝をさらに深めるものになっていたようだった。

　ファイザ自身の言動にも，自分に勉強ができる子どもを育てるための資質や経験に欠けていることを自ら恥じる様子がみてとれた。たとえば，長男が10歳になる頃には，ファイザが筆者に話す話題は，そのほとんどが子どもの勉強についての悩みになっていた。その姿は，性交渉，妊娠，出産について活き活きと語っていた彼女とは別人のようだった。

　さらに子どもたちが成長するにつれ，彼女の子どもたちまでもが，母親である彼女を馬鹿にした態度をとるようになっていた。子どもが小さなうちは，ファイザもこちらがたじろぐような権幕で子どもたちを諫めていたが，最近では，子どもたちが彼女を馬鹿にした失礼な言動をとっても，それに言い返すことすらしなくなっていた。彼女はそれを，特別な理由からの行動ではなく，単なる諦観の結果だと筆者に説明した。ファイザはそうした年嵩の子どもたちの仕打ちに明らかに傷ついていたが，子どもにも筆者にもそのことを上手く伝える表現を探しあぐねているようにもみえた。そして筆者が，すっかり変わってしまった彼女の子どもたちへの態度を話題にすると，「私にはヤーセルがいるからいいの」，と言って2歳になる末息子を膝の上に抱き上げ，彼を抱きしめながら，「心配しないで」と言って会話を絶ち切った。

　ファイザが日々生きる環境では，子どもの教育においても，経済的負担は父親であるMが，それ以外の日々の生活の監督は母親であるファイザが，と男女で役割分担がされていた。ただし性交渉，妊娠，出産とはちがって，「女性の仕事」である子どもの教育については，実家の母親や親族女性の手助けを期待することはできず，自分自身での対処を求められていた。子どもの教育をめぐる期待やそのための環境は日々大きく変化し，前の世代の育児経験や見解を参考にするには状況が変わりすぎていた。そんななかファイザは，母親世代が経験してこなかった，子どもの教育の監督者とい

う新しい母役割を生きようともがきつつ，上手くいかない現実に自信を失い続けているようにみえた。

　家族計画にあれだけ知識にも資源にも富んでいたファイザが，単なるうっかりや偶発的な事故として，つぎつぎに子どもを産んでいたとは思えない。夫との合意に背くことを知りながら，ひとり，またひとりと子どもを産んでいた彼女の思いを考えるとき，彼女がおかれていた状況とそこで幼い赤ん坊が果たしていた役割に思いをはせずにはいられない。努力をしても望ましい子育ての結果が得られない状況において，それでも重責をひとりで抱えなければならないとき，自分自身をとり戻そうと，自分の価値を保証してくれる別の方法を試みる彼女のやり方を，無分別と片づけることは難しい。ましてや，Mのように彼女を「病気」という異常な状態として切り捨てることには大きな違和感が残る。むしろつぎつぎと子どもを産むというファイザの行動は，子どもをもつべきという規範と，子どもを適切に教育すべきという二つの価値規範を同時に生き，その狭間で自分自身をつくり上げることを強いられる彼女が，片方の欠損を，自分が得意とするもう片方で埋めながら，全体として自分なりにバランスをとろうとした，そうした処世術の結果であるようにみえた。

二つの期待の狭間で

　子どもをもつことにたいする社会的期待と，子どもの適正な数をめぐる見解は，どちらも現代カイロの社会的期待の問題である。しかしその二つの期待を同時に満たすことは難しい。その理由の一端には，それぞれが異なる論理にもとづく期待であることを指摘できるだろう。子どもをもつことへの期待が，父系系譜の継承であったり，宗教的責任として考えられてきたのにたいし，あるべき子どもの数の議論は，子育てにかかわる家計の負担や，国家としての次世代教育予算の規模といった文脈で行われてきた。ファイザの事例は，それらの別々の期待が特定の政治経済的状況のもとにたまたま並置されている可変的なものであること，またその二つは場合によっては衝突すること，さらにどちらの社会的期待が満たされない場合に

も，それが女性の問題として認識されていることを明らかにする。子ども
をもつこと，しかしもちすぎないことの両方が期待される社会において，
生殖をコントロールするうえで生殖補助技術に寄せられる期待は，今後も
ますます高まっていくと考えられるだろう。

おわりに

　Mが，つぎつぎに子どもを妊娠出産するファイザを「病気」と表現した
とき，筆者の脳裏をよぎったのは，エジプトの夫婦にみる性別で分断され
た世界というイメージだった。W医師にそのことを伝えると，彼は少し間
をおきこういった。
　「僕は，自分がやっていることが少しでも人の助けになると思っている
けれど，そのジレンマはつねに抱えているよ。子どもが欲しくてやってく
るエジプト人のカップルは，子どもを得ることで，本当に幸せになれるの
かって」。
　労働市場への参加状況にかかわらず，エジプトに生きる女性にとって，
若くして結婚し子どもをもつ，という社会的期待に従わずに生きることは
依然として難しい。そのため，生殖補助技術は，これまで子どもをもつこ
とができないことを理由に，過度に低い社会的評価が与えられてきた女性
たちには大きな希望となっている。夫からの愛情という不明瞭な基準が大
きな意味をもつ現代カイロの女性たちにとって，子どもをもつという，明
確な基準を手に入れるチャンスの広がりは，彼女たちの幸せを考えるうえ
で意義深い。しかしそれはまた，結婚や生殖という基準で女性を評価する
社会的価値観を補強するものでもある。そしてそこには，妻と夫との越え
がたい分断が通底する。W医師の言葉には，このジレンマを，生殖補助技
術の提供者である医師もまた問題意識として共有していることを読みとる
ことができるだろう。
　現代カイロにおける，女性による，女性のためのさまざまな生殖技術，
とりわけ体外受精など医師が実施する生殖補助技術の利用は，今後ますま

す「夫に愛されるために」女性がなすべきことのひとつとして重要な位置を占めるようになると考えられる。本章でとり上げた生殖年齢にある女性たちにとって，生殖補助医療（生殖補助技術の利用）はすでに，必要とあれば努力によって手に入れるべきサービスであるかのようにとらえられ始めている。この現象は，理想の家族をコストで語る風潮の一部とみなす冒頭のMの発言とも大きな重なりをみせている。現代カイロでは，すでに学校教育は，コストにもとづく経済的選択の問題として語られている。この先，適正な数の子どもをもつことも同様に，あたかも消費の一形態として認識されるようになってもおかしくはないだろう。

　しかしながら，生殖補助医療へのアクセスが簡便化される一方で，当の女性たちの声を離れて，性交渉，妊娠，出産がコストで語られる傾向が強まるとき，女性たちに強いられる痛みが理解不可能なものとして社会の主流言説から排除されるのではないかという懸念はぬぐえない。ファイザの悩みや，彼女なりの問題への向き合い方は，Mをはじめとする男性や社会全般に，コストの論理に沿わない非理性的なものとして切り捨てられる可能性が高い。そうした特定の論理からだけの現実理解に抗ううえでも，生殖補助医療がさらなる広がりをみせているからこそ，子どもをもつことやもてないことにかかわる痛み，さらには子どもをもったことにより生じる痛みには，今後，よりいっそう関心を向け続ける必要があるだろう。

〔注〕
(1)　本章では柘植（2012, 231）の議論を念頭に，子どもをもつために生殖を補助するさまざまな技術を「生殖技術」，体外受精や顕微授精などを「生殖補助技術」とする。
(2)　ファイザは5回の流産を経験したと話していたが，周囲の人間には，そのうちの何回かは人工妊娠中絶であったと考えられていた。
(3)　その世代にカイロ郊外の労働者の家庭で育った人物としては珍しくなく，どちらの父親も文盲だったが，成人後はMの父はホテルのシェフ，ファイザの父はトラック運転手として，それなりによい収入を手にしていた。
(4)　エジプト都市部では，スポーツクラブがレジャー施設の役割を果たしている。公共の公園など，子どもたちが気軽に体を動かして遊べる施設がないため，金銭的に余裕のある家庭では，入会金と年会費を払って会員になったスポーツクラブに子どもを通わせている。追加の月謝を払って特定のスポーツチームに参加させることも

あれば，ただ子どもを安全な敷地で遊ばせることを目的にスポーツクラブに通わせることもある。
(5)　ただしこの年齢は，過去の調査の数値と比べれば上昇傾向にある（PCWANA 2011,118）。
(6)　本章ではアラビア語カイロ表現を，発話される音に沿って表記している。そのため，一般的なアラビア語の表記とは異なることがある。
(7)　エジプトでは，既婚女性は頭髪，眉毛，まつ毛以外の体毛をすべて脱毛する習慣がある。
(8)　エジプトで休日となる金曜日の前夜として，木曜日の夜を，夫婦が性交渉をもつ時間とする考え方がある。木曜日の夜は「ベッドの夜」と呼ばれ，テレビなどでも恋愛映画やロマンチックなコンテンツが好まれる。
(9)　性にまつわるエジプトの男性の認識については，第2章を参照のこと。
(10)　こうした際に用いられる「ムシャハラ」にかかわる装飾品の形状は事例ごとに異なっていた。なかには，ネックレスではなく，糸を何重にも手首にまくことで「ムシャハラ」の被害者になることを避けることができる，という情報もあった。

〔参考文献〕

＜日本語文献＞
柘植あづみ 2012.『生殖技術──不妊治療と再生医療は社会に何をもたらすか──』みすず書房.

＜英語文献＞
Ali, Kamran Asdar 2002. *Planning the Family in Egypt: New Bodies, New Selves*, Cairo: The American University in Cairo Press.
Atiya, Nayra 1982. *Khul-Khaal, Five Egyptian Women Tell Their Stories*, Cairo: The American University in Cairo Press.
Hartmann, Sarah 2008. *The Informal Market of Education in Egypt. Private Tutoring and Its Implications*, Mainz: Institut für Ethnologie und Afrikanstudien, Johannes Gutenberg-Universität.
Inhorn, Marcia C. 2003. *Local Babies, Global Science: Gender, Religion, and in Vitro Fertilization in Egypt*, New York and London: Routledge.
Joseph, Suad 1994. "Brother/Sister Relationships: Connectivity, Love and Power in the Reproduction of Patriarchy in Lebanon," *American Ethnologist* 21 (1) 1: 50-73.
Kandiyoti, Deniz 1988. "Bargaining with Patriarchy," *Gender and Society* 2 (3): 274-290.
Mernissi, Fatima 1985. *Beyond the Veil: Male-Female Dynamics in Modern Muslim Society*, London: Al Saqi Books.
PCWANA (Population Council West Asia and North Africa Office) 2011. Survey of Young People in Egypt.

World Bank 2017. "Fertility rate, total Arab Republic of Egypt," (http://data. worldbank.org 内に掲載。2017 年 2 月 10 日最終アクセス).

家族計画と女性の変化

岩 崎 え り 奈

人口動態

　現在，チュニジアの人口は 1130 万人（2016 年）である。推計によると，20 世紀初頭までのチュニジアの人口は約 150 万人であったから，100 年間のあいだに 10 倍に人口が増加したことになる。とりわけチュニジアがフランスから独立した 1956 年から 1980 年代は人口増加が著しく，1956 年に 378 万人であった人口は，次の 30 年間で 696 万人（1984 年）へと増加した。

　しかし，1980 年代以降，チュニジアの人口増加率は減少傾向に転じ，1984〜1994 年間で 2.35％ であった年平均人口増加率は 2004〜2014 年間には 1.03％ になった（INS 2016, 11）。

　この人口動態に大きく影響しているのは，女性が産む子ども数の変化である。女性が生涯に産む子ども数の推計値である合計特殊出生率をみると，1966 年に 7.2 であったその値は 1994 年に 2.9，2004 年には 2.0 にまで下がった。合計特殊出生率は 2014 年に 2.4 へと回復したものの，2000 年代はほぼ 2 人の水準で推移しており，人口置換水準に達したと認識されている（INS 2015, 19）。

　地域別にみると，1980 年代まで，首都チュニスなどの主要都市を擁する沿岸都市部で出生率の低下が進んだ一方で，内陸部では高い出生率が観察された。しかし，1990 年代以降，内陸部でも出生率は大幅に低下した。たとえば，1994 年まで合計特殊出生率がチュニジア国内でもっとも高かっ

た南西部のタタウィーン県と中央東部のカスリーン県では，1994年にそれぞれ4.1と4.3であった合計特殊出生率は，2014年に2.3と2.6に低下した（INS 2015，29）。その結果，首都のチュニス県との差は1996年の3.4から2011年には0.5に縮小し，沿岸都市部と内陸部，都市と農村間で出生率のちがいはなくなりつつある。

　こうして子沢山で知られた内陸部，農村部においてさえも過去20年ほどのあいだに出生動向に大きな変化が観察されるが，この変化に大きくかかわってきたのが，家族計画である。

　　家族計画の普及

　多くの途上国では，人口増加が経済発展の妨げになり，また夫婦と子どもからなる核家族を理念型とする近代家族の形成が国民国家の建設に必要だと考えられたことから，国連や米国国際開発庁（USAID）の技術・資金援助のもとで，1960年代から1970年代にかけて家族計画プログラムを導入した。チュニジアでは，一部の宗教指導者の反発があったものの，エジプトとならんで中東・北アフリカ諸国のなかでもっとも早く，1964年に導入している。

　1960年代には，家族計画に関連した法的な整備，運営組織の設立が相次いでなされた。フランス保護国時代に輸入・売買が禁じられていた避妊手段の取引合法化（1961年），第五子以降の中絶容認（1965年），婚姻年齢の引き上げ（1964年）[1] などの法改正と並行して，1968年には保健省内に家族計画部局が設置されたほか，チュニジア家族計画協会が設立された。さらに1973年には，家族計画部局が独立採算制の組織として「家族計画人口国家公団」に改組され，人口政策・家族計画サービスを担うことになった。保健省ならびにこの公団の活動によって，1970年代には，家族計画プログラムが全国のベーシック・ヘルスセンターや母子保健センターで実施され，内陸部や農村部でも家族計画サービスが入手可能になった。

　家族計画の指標となる避妊の実施率についてみると，全国で15〜49歳の女性のなかで何らかの避妊を実施している女性の割合は1965年におい

て9.0％にすぎなかったが，1978年に31.4％，さらに2001年には63.0％に上昇した。2012年の避妊実施率は62.5％と横ばいであり，家族計画はそれを必要とする女性に行き届いていると考えられる（INSウェブサイト）。都市・農村別にみると，避妊の実施率（2001年）は都市64.9％にたいして農村58.1％であり，農村でも家族計画が普及していることがうかがえる。

家族計画サービスの変化

家族計画プログラムがチュニジアに導入されてから50年，「家族計画人口国家公団」（1984年に「家族人口国家公団」に改称）は，そのあいだに政策を大きく転換してきた。1964〜1965年に家族計画プログラムが試験的に全国のいくつかの母子保健センターで導入されたのを皮切りに，1966年に保健省内に家族計画部局が設置され，家族計画プログラムが本格的に始まった。その後，1973年に設置された家族計画人口国家公団を中核機関として，人口抑制が政策・活動の目標に掲げられてきたが，1984年以降は農村と母子保健に活動の重点をシフトさせた。1990年代後半以降は，カイロ人口開発会議（1994年）を契機としてリプロダクティブ・ヘルスが重視されるようになった。

政策の変遷にともない，現場での活動も大きく変化してきた。以下，タタウィーン県での家族人口国家公団の活動を紹介しよう。タタウィーン県は，先に述べたように1990年代までチュニジア国内で出生率がもっとも高く，日本の国際協力機構（JICA）が家族人口国家公団をカウンターパートとして実施した「チュニジア人口教育促進プロジェクト」（1993〜1999年）のパイロット地域に指定された県である。このプロジェクトはIEC（information, education, communicationの略。情報普及・啓蒙）に主眼をおき，家族計画にかんする啓蒙教材（ビデオ番組，印刷媒体）の制作をおもな内容としたもので，筆者はこのプロジェクトに1997年にIEC専門家として参加した（岩崎1997参照）。

当時，すでにリプロダクティブ・ヘルスが同公団の理念に掲げられてい

たとはいえ，現場での活動は依然として家族計画サービスが中心であった。保健省の巡回医療と連携して各村を訪れ，家族計画普及員がベーシック・ヘルスセンターや家庭訪問にて避妊具・器具の無料配布・施術を行い，情報を提供するというものである。こうした活動は新規避妊実行者の人数で評価され，家族人口国家公団タタウィーン県支部（以下，公団県支部）の廊下には，新規避妊実行者数の目標達成数が郡別にグラフにして貼られていた。

　ところが，現在，避妊薬・器具の提供ならびに広報・教育は依然として根幹をなす活動であるとはいえ，その主要な部分ではなくなっている。家族計画普及員による家庭訪問などの普及活動は行われなくなり，公団県支部が抱える家族計画普及員の数も大幅に削減された。また，公団県支部のサービス受益者数を 1996 年と 2015 年でくらべると，表に示されるように，1996 年に一年間の活動全体の半分を占めていた家族計画サービスは，

家族人口国家公団タタウィーン県支部における活動別年間サービス受益者実数
（1996 年と 2015 年）

1996 年　　　　　　　　　　　　　　　　　　　　（単位：人，カッコ内は％）

産前検診	産後検診	産婦人科診察・相談	新規受入者	旧受入者	計
4,702 (21.9)	1,791 (8.3)	2,862 (13.3)	3,940 (18.3)	8,187 (38.1)	21,482 (100.0)

2015

産前検診	産後検診	リプロダクティブ・ヘルス	家族計画	計
9,046 (38.8)	1,334 (5.7)	8,459 (36.3)	4,446 (19.1)	23,285 (100.0)

（出所）　2015 年は家族人口国家公団タタウィーン県支部。1996 年は Iwasaki（1997,7）。
（注）　1 ）家族人口国家公団の活動は保健省と連携して行っており，数値はすべて保健省が実施主体の活動とあわせた値。
　　　　2 ）「新規受入者」および「旧受入者」は避妊（IUD－子宮内避妊具－，経口避妊薬，避妊注射，コンドーム，殺精子剤，避妊インプラント）の新規実行者と継続実行者の実数。2015 年における「家族計画」は避妊の新規実行者・継続実行者をあわせた実数。
　　　　3 ）「産婦人科診察・相談」および「リプロダクティブ・ヘルス」は乳がんや子宮がんの検診，不妊治療検診・相談などの実数。

2015年には19％を占めるにすぎなくなった。公団県支部スタッフによると，家族計画サービスを受けるために同公団の家族計画センターや村のベーシック・ヘルスセンターを訪れる女性が大幅に減少したためである。

かわりに増えた活動は，リプロダクティブ・ヘルス関連である。昨年，筆者が公団県支部を訪れた際，かつて新規避妊実行者数が郡別にグラフにして貼られていた公団県支部の廊下の壁には，乳がん検診やDV，エイズ予防のちらしが貼られていた。また，4年前からとのことだが，DVなどの相談を受けつける心理カウンセラーが常駐するようになった。リプロダクティブ・ヘルス関連の活動は性行為感染症，乳がん・子宮がん検診，不妊治療，閉経にかんする検診・診察，未婚の若者の相談・検診からなる。とくに利用数が多いのは乳がん検診である（写真1）。

不妊治療については，母子保健センターなどで産婦人科医や看護師が相談に乗ったうえで，県立病院で不妊検査やタイミング指導，排卵誘発剤の処方などが行われている。不妊の問題は，後述する結婚の晩婚化が進む一方で子どもをもちたいという親の思いが不変であることから，女性にとって切実な問題である。男性側の問題であっても，女性側の問題として周囲からみられることが多く，離婚の原因にもなりやすい。

体外受精を含む生殖補助医療は民間病院やクリニックで行われており，チュニスの民間病院ではアルジェリア人やフランス在住マグレブ移民の夫婦も比較的安くて質の高い施術を求めて訪れる。タタウィーンにも，体外受精の治療を受けるためにチュニスのクリニックを訪れる夫婦もいる。

しかし，体外受精にたいしては反対意見もある。チュニジアでは，第三者による精子・卵子の提供は法的に禁じられている。精子・卵子の提供による体外受精についてはもちろんだが，自分の精子・卵子を用いた体外受精も宗教的に禁じられているとの意見も根強い。調査村の女性に話を聞いたところ，それは卵管結索などの避妊手術が宗教的に禁じられているとの考え方と同じである。つまり，出産間隔をあけることは問題ないが，神から授かるべきものを人工的に出産調節することはイスラームの教えに反するという。家族計画に直接に関係する事象だけをとっても，女性の教育水準の向上や働く若い女性の増加など，過去20年間で村社会は大きく変

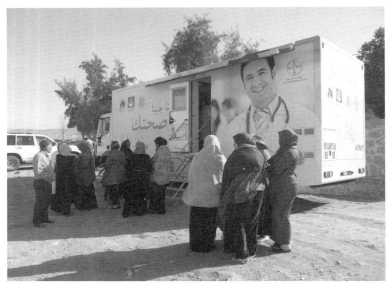

写真1　チュニジア家族計画協会と保健省による健康キャラバン（マズトリーア村にて。2016年2月筆者撮影）　筆者が訪れた日は助産婦による検診日で、女性が多く訪れた。公団県支部スタッフも乳がん検診などの啓蒙活動のためにキャラバンに参加した。キャラバンの来村はモスクのアッザーン（礼拝時間を知らせる呼びかけ）用スピーカーを通じてアナウンスされる。高齢者も血圧を測ってもらうためにやってきた。

わった。しかし、生命にかかわる事柄は考え方が変わらない主要な事項のひとつであろう。

　村での変化（1）　少子化

　以上で述べた家族人口国家公団による活動の変化は、第一義的には国際的な開発援助の思潮と政策、つまり女性の人権擁護やジェンダー・エンパワーメント重視の気運が作用している。と同時に、家族計画サービスの受け手側である女性と家族のライフスタイルの変化、さらに家族計画普及の結果でもある本コラムの冒頭で述べた人口動態の変化すなわち少子化と結びついていると考えられる。

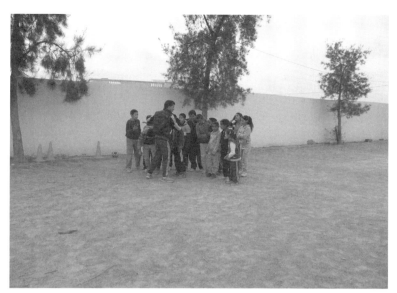

写真2　小学校での体育の授業（エルフェルシュ村小学校にて。2016年2月筆者撮影）
いっしょにいた50歳前後の公団県支部スタッフが，自分が小学生のときは体育
の授業はサッカーチームが四つできるくらい生徒が多かったとつぶやいた。

　先述したように，筆者は1997年に国際協力機構の「チュニジア人口教
育促進プロジェクト」に参加し，家族計画実態調査を担当した。出生率が
1990年代当時にもっとも高かったタタウィーン県などチュニジアの内陸
部や南部地域において家族計画の普及活動を推進することが同プロジェク
トの目的であり，そのための基礎調査として実施されたものである。現在，
その調査村で20年後の変化を追う追跡調査を筆者は行っている。久しぶ
りに訪れた調査村では驚くことがいくつもあったが，村で子どもの姿をみ
かけなくなったことが印象的であった(2)。20年前に村を訪れたときは，
大勢の子どもにつきまとわれたものである。

　人口構成の変化は，教育の現場にも影響している。かつて，村の小学校
は子ども数が多かったので二部制をとり，1教室あたりの子ども数は35
人から40人であった。ところが現在は一部制に変わり，1教室あたりの
子ども数は25人前後であり，少ないクラスは15人前後だという。40代

や50代の公団県支部スタッフによれば，彼らが子どもの時代つまり1990年代以前に子ども時代を過ごした世代と，彼らの子どものあいだにも同じ変化がある。したがって，調査村だけでなく，タタウィーン県や南部の地域全般にみられる現象であると思われる。

村での変化（2）　晩婚化

家族計画にかんしては，村のベーシック・ヘルスセンターの利用者の変化が印象的であった。2016年12月，筆者が訪れた日は産婦人科医・小児科医の巡回医療日であった。20年前なら，20代や30代の既婚女性が子連れで訪れ賑わった曜日である（写真3）。ところが，その日にベーシック・ヘルスセンターで診察を待っていた利用者の多くは高齢者であった。若い女性はみあたらなかった。公団県支部スタッフの話によると，生殖年齢（15〜49歳）の既婚女性の数が減っているからだという。

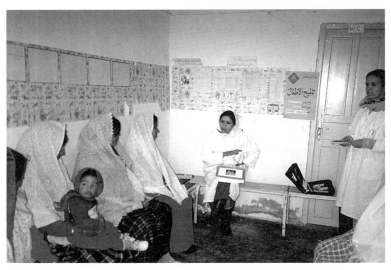

写真3　村のベーシック・ヘルスセンター待合室で産前産後検診の順番を待つ女性たちに家族計画を説明する家族計画普及員（タタウィーン県トラーレット村にて。1997年筆者撮影）

　生殖年齢の既婚女性数の減少は，晩婚化現象が大きくかかわっている。
ここで婚姻状況に目を向けると，結婚は現在のチュニジア人女性にとって
大きな価値をもっている。実際，45歳以上の女性未婚者の比率を指標と
すると，その比率は2014年で10％以下であり，生涯を未婚で過ごす女性
は少ない。また，女性の多くは仕事をしていたとしても，結婚1年以内に
第一子を出産している。子どもをもたない既婚女性（離婚・死別者を含む）
はチュニジア全体で3.1％（2014年）でしかない（INS 2016,81）。このよう
な傾向は，農村・都市，沿岸部・内陸部かどうかに関係なくみられる。つ
まり，少なくとも現在までは，女性の多くにとって，結婚し子どもをもつ
という基本構造は不変である。

　一方，結婚年齢についてみると，女性の平均初婚年齢は過去50年間の
あいだに大きく変化し，1966年の21歳から2011年には28.5歳に上昇し
た（Vallin 1971, 252; UNウェブサイト）[3]。また，年齢階層別に未婚女性の
比率をみると，その比率は1966年に20〜24歳の女性の27.0％にすぎな
かったが，2014年には81.8％に上昇している。30〜34歳の女性に占める
未婚者の割合も高く，1966年にたった3.9％であったその値は28.0％
（2014年）へと増加した（Vallin 1971,250; INS 2016,22）。この比率は農村・
都市間，地域間であまりちがわない。したがって，アラブ社会の女性の婚
姻といえば早婚が特徴としてよく指摘されてきたが，それはチュニジアで
は農村・内陸部においてさえもみられなくなったといえよう。

　未婚の女性の多くは結婚を希望していないわけではない。つまり結婚願
望はあるのだが，経済的負担や性別役割分業にたいする女性の意識の変化
と現実の家庭生活との落差などを理由に，結婚を先送りしている女性たち
である。現在20代の未婚女性が生涯未婚のままでいるかどうかは30年後
にならないとわからないが，このような未婚女性の増加が既婚女性の出生
動向とならんで少子化の大きな要因になっている。

　人口構成は，社会の根底をなすといっても過言ではない。それゆえ，少
子化現象は単純に「子どもの数が減る」こととしてとらえることはできず，
多面的な内容を含む社会現象である。少子化が社会のさまざまな局面でど
のような影響をもたらし，今後にどのような影響が現れてくるのか。チュ

ニジアひいてはアラブ社会の構造変化の鍵は，結婚を先送りしている，または結婚しない女性の動向にあるだろう。

〔注〕
(1) 1964 年に，女子の法定結婚年齢は 15 歳から 17 歳へ，男子の法定結婚年齢は 18 歳から 20 歳に引き上げられた。
(2) タタウィーン県の調査村については岩崎（1996；2005）を参照。
(3) 国連の World Marriage Data の平均初婚年齢は，人口センサスをもとに年齢別未婚率から計算する singulate mean age at marriage であり，15～49 歳までの女性を対象に算出している（UN ウェブサイト）。チュニジア統計局は，同じ計算法により，50 歳以上の女性を含む 15 歳以上の女性を対象に算出した 2014 年の平均初婚年齢の値を，22.5 歳としている（INS 2016,22）。

〔参考文献〕

＜日本語文献＞
岩崎えり奈 1996.「チュニジア南部ゴムラッセンの単身出稼ぎ」『アジア経済』37(1)40-62.
――― 1997.「避妊にみる女性の行動選択――チュニジア南部タタウィーン県の事例――」『現代の中東』(23) 95-118.
――― 2005.「出稼ぎによるジェンダー関係の変化――北アフリカ・チュニジア南部の事例――」加藤博編『イスラームの性と文化』東京大学出版会 155-183.

＜英語文献＞
UN（United Nations）. *World Marriage Data 2015*,（https://esa.un.org内に掲載。2017 年 12 月 1 日最終アクセス）.

＜仏語文献＞
INS（Institut National de la Statistique）2015. *Annuaire Statistique de la Tunisie 2010 - 2014*. Tunis : INS.
――― 2016. *Recensement Général de la Population et de l'Habitat 2014*, Volume 3, Caractéristiques Démographiques et Fécondité, Tunis : INS.
――― "Statistiques; Population; Indicateurs démographiques,"（http://www.ins.nat.tn 内に掲載。2017 年 12 月 1 日最終アクセス）.
Iwasaki, Erina 1997. *Rapport sur l'activité du planning familial à Tataouine. Rapport établi en coopération avec la délégation régionale de Tataouine*. Tunis: Projet JICA/ONFP.
Vallin, Jacques 1971. "La nuptialité en Tunisie," *Population* 26(1): 250-263.

第4章

トルコで不妊を生きる
―― キャリア女性が夢みる理想の家族 ――

村 上 　 薫

はじめに

　胚を移植してから 12 日間待たされます。そのあいだいろいろなこと
を想像したり期待しては不安になるのです。できなかったら残りの人
生をどうやって過ごしたらいいのだろうと。否定的なことを考え，そ
うかと思うと子どもができたらあれをしよう，これをしようといろい
ろ想像を膨らませるのです。11 日目に出血し，翌日検査したら結果
はネガティブ。世界が崩れるようでした。どうしたらいいかわかりま
せんでした。手を，足を，どこにおいていいかわかりませんでした
（ナーザン・29 歳）。

　男女とも，結婚し，子をもち親になって一人前とされるトルコでは，不
妊への強いスティグマが存在する。トルコ語で不妊を指す「クスル」ある
いは「クスルルック」は，同時に女として男としての欠損を意味する侮辱
語でもある。1980 年代末に体外受精の技術が導入され，不妊が治療可能
になると，これまで子をもつことをあきらめてきた人々にもその可能性が
広がり，希望がもたらされた。保険診療が認められるなど政府の奨励策に
も後押しされ，不妊治療は現在，子どもができない夫婦の標準的な選択肢

となっている。だが不妊治療は，希望とともに，新たな苦悩も生みだしているようにみえる。

　本章では不妊治療を経験した女性たちの語りをとおして，トルコ社会で不妊であることの意味について考えをめぐらせるとともに，子をもってはじめて個人的にも社会的にも一人前の女性として完成するという規範に，彼女たちがどのように応えようとしているのかみていきたい。

　紹介する事例は，2016 年 2 月と 11 月に，主要都市であるイスタンブル，アンカラ，イズミルとその近郊に居住し，体外受精を含む不妊治療を受けた経験のある 29 歳から 48 歳の女性四人とその家族・親族，友人，および不妊治療クリニック（アンカラの二つの大学附属クリニックおよびイズミルの民間クリニック）の医師にたいして行った聞きとりにもとづいている。イスタンブル市内の低所得地区であり，宗教的に保守的なことで知られるスルタンベイリ区で筆者が継続してきた住民への聞きとりの結果も，あわせて用いた。

　不妊治療を受けた女性四人は，高卒から大学院修了の教育を受け，三人はそれぞれ幼稚園非常勤教員，中学校教師，大学助手として働き，ひとりは大手企業を年金支給年齢まで勤めあげた，（元）キャリア女性である（付表 4-A 参照）。トルコでは，女性が家庭の外で賃金を得て働くことは一般的ではない。女性の労働参加率（15 歳以上）は，教育水準が上昇するほど高くなる傾向にあり，大卒以上は 72%，職業高校卒は 39%，普通高校卒は 32% にたいし，非識字は 17% である。しかし，そもそも高学歴の女性は少なく，学歴別人口（25 歳以上）は，大卒以上が 12%（同 17%），高卒（職業高校を含む）も 16%（男性は 22%）にとどまる[1]。2012 年に義務教育が高校まで延長されたことにより，この数字は近い将来大きく変化すると予想される。しかし，聞きとりをした四人の世代ではまだ，高校や大学を出て働く女性は少数派である。

　四人が経済的に比較的余裕のあるミドルクラスに属しており，年齢制限により医療保険が適用されなくなっても治療を続けたり，高額な民間クリニックを継続的に利用したりできることも，彼女たちの治療の経験をトルコの平均的な不妊患者とは異なったものにしている可能性がある。治療の

選択肢に恵まれているために，同世代の女性と比較して，妊娠・出産の希望をより長くもち続けられると同時に，治療とそれに伴う精神的身体的苦痛も長期化しがちだからである。

　治療経験のある四人への聞きとりは，治療経験のある友人が同席した1回をのぞいて一対一で行い，年齢など基本的な事項を確認する以外は，体外受精の経験を自由に話してもらった。体外受精を聞きとりの糸口としたのは，クスルやクスルルックという言葉には否定的な意味あいがあること，医学用語としての不妊（*infertilite.* インフェルティリテ）は一般には使われないこと，これにたいして体外受精（*tüp bebek.*「試験管ベビー」の意）は，かつてはドナー精子を連想させ否定的な意味あいを伴ったが，現在は中立的な言葉としてクリニックの医師と患者の会話から日常会話まで，広く用いられることによる。体外受精の医学・法律用語として，英語からの転用である *in vitro fertilizasyon*（İVF）もあるが，インタビューでは日常語の *tüp bebek* を用いた。

　以下では，Ⅰで不妊治療の規制と実施の状況を概観したのち，Ⅱでクスル，すなわち民俗的生殖概念としての不妊について，概念の成り立ちと，不妊治療とのかかわりをみる。Ⅲでは，四人の（元）キャリア女性たちの社会生活の文脈から，子をもって一人前というクスル規範の圧力の所在を探る。キャリアと妊娠・出産の関係，そして社交関係からの孤立に焦点が当てられる。Ⅳでは，彼女たちがクスル規範とどう折り合いをつけようとしているのか，彼女たちの語りに耳を傾ける。

Ⅰ　不妊治療の風景

規制

　トルコは，世界的にみて生殖補助技術を用いた不妊治療が盛んな国である。トルコ政府は 1996 年以降，患者数，妊娠率，出産率，体外受精による妊娠数など治療実績のデータを公開していない。そのため正確な数字は

不明だが，ある推計によれば，2011 年までの国内の体外受精による出産の累計は 5 万件で，イスラエル，フランス，スペイン，英国，米国，ドイツに次ぐ世界第 7 位であった[2]。

　国内ではじめて体外受精児が誕生したのは，1988 年のことである。その前年の 1987 年に保健省は，「体外受精・胚移植センターにかんする省令」を制定し，生殖補助技術を用いる治療の基本的ルールを定めた。この省令により，生殖補助医療の利用を法的な婚姻関係にある夫婦に限定し[3]，第三者提供による治療や代理出産を禁じるという原則が確立した。以来，細かな変更は加えられつつもこの原則が維持されてきた（村上 2016）。

　最新の 2014 年の「生殖補助医療の実践と生殖補助医療センターにかんする省令」によれば，生殖細胞（精子・卵子など）と生殖腺組織（精巣・卵巣）の保存は，医学的理由がある場合にのみ認められる。胚（受精卵）の凍結保存は，患者夫婦がともに承諾した場合に行うことができる。重篤な遺伝性疾患を回避する場合を除いて，性別を選択する目的で生殖腺や胚を選別することや移植することは禁じられている。

　第三者提供による治療と代理出産は，国内のクリニックが仲介者となり，トルコ語が通じる北キプロスや隣国のギリシャ，米国など国外のクリニックを斡旋する仕組みが発達してきた。実態の把握は難しく，全体像はよくわからないが，年間 4000 組から 5000 組の夫婦が国外で第三者提供を受け，その大半は卵子提供であったという報告もある（Urman and Yakin 2010）。こうした動きを受けて，保健省は 2010 年の省令で，第三者提供による治療を患者に勧める行為，仲介行為，および精子バンクを利用した治療を禁止した。国外での治療を実質的に禁じるこの規制は，世界的にも例のないものである。実効性が疑わしいだけでなく，患者が個人的にインターネットなどで国外のクリニックを探し治療を受けることを助長し，結果として患者にリスクを負わせると指摘する専門家もいる（Gürtin 2011）。

　生殖補助技術の利用を夫婦間の治療でのみ認め，第三者提供や代理出産を認めないという原則は，1980 年にエジプトのスンナ派イスラームの宗教権威が示し，以来ムスリムのあいだで一般的なルールとなった「血統の維持を脅かさないかぎりにおいて生殖補助医療の実施は認められる」とい

う旨の見解に沿ったものとなっている（第 1 章参照）。中東ではイスラームが生殖補助技術の利用の倫理基準のひとつを担っており，スンナ派ムスリムが人口の大半を占めるトルコも例外ではない。トルコは政教分離を国是とするため，生殖補助技術への規制が導入される過程であからさまに宗教的な論拠がもち出されることはなかった。しかし，規制の方向性が話しあわれる場では，定義の曖昧な「トルコ文化」との調和が強調され，実質的にはスンナ派の一般見解が採用されたのだった（Gürtin 2013,74）。

　モスクの管理などを担う宗務庁は，前述の 1980 年の宗教見解を踏襲し，第三者提供による体外受精を禁じるファトワー（法的意見）を出している。宗務庁から出されたファトワーは，国に雇われた宗教学者が出す「官製」とみられて重視されないことが多いが，生殖補助技術の利用にかんするものは例外的に，報道やインターネット上の不妊患者の交流サイト，クリニックのウェブサイトなどでも引用されている（Gürtin 2013,74-75）。

普及の道のり

　トルコでは，ほとんどの人が，結婚し，子をもち親になる人生を送る。結婚年齢も第一子出産年齢も上昇傾向にあるとはいえ，現在 15 歳から 49 歳の女性は，29 歳までに 83％が結婚し，67％が第一子を出産している。そして 49 歳までには 93％の女性が出産を経験している（Hacettepe University Institute of Population Studies 2014, 70,107）。そのような社会において，1980 年代末に体外受精技術が導入され不妊が治療可能になったことは画期的な出来事であった。しかし，その後不妊治療が普及するまでには，10 年以上待たねばならなかった。

　不妊治療の普及が遅れた理由のひとつは，夫婦以外の精子が使われると疑われたことにあった。トルコでは，子の血統，とくに父系血統の正統性が重視される。そのため第三者精子の利用は違法であるばかりでなく，多くの人にとって感覚的にも受け入れがたい。2001 年には，南部の中核都市アダナの大学付属病院で医師が助手の精子を使った違法治療をくりかえしていたことが明らかになり，人々の恐れが的中した[4]。その後もスキャ

ンダラスな報道が続くなかで，第三者の精子が秘密裏に，あるいは合意の
もとに利用されているといった「真実」がつくられ，ひとり歩きしていっ
た（Göknar 2015）。

　もっとも，トルコで最初期に体外受精技術を学び，以来専門医として不
妊治療に携わってきたイズミルの民間クリニックのE医師によれば，現
実に体外受精児が誕生し，その子たちを目にする機会が増えるとともに，
人々の疑心は薄らいでいった。以前は，信仰心から体外受精治療を宗教上
の罪とみなし，「より自然な方法」で妊娠を望む患者もいたが，現在では
そのような人々は少数派になった。

　興味深いのは，保守的な人々のあいだでは，第三者精子が使われること
への懸念が不妊治療を受けるハードルになったのにたいし，第三者精子を
使う不妊治療にもっとも積極的なのも，同じ保守的な人々であるというE
医師の指摘である。E医師によれば，保守的なアナトリア東部の出身者が，
周囲からの圧力と妻にたいし申し訳ないという気持ちから，北キプロスに
渡航し，秘密裏に第三者精子の提供を受けるのだという。これはE医師
が直接かかわった事例ではなく，アナトリア東部出身者の後進性を揶揄す
る意図がこめられた医療関係者の噂話であることに注意しなければならな
い。そのうえで，E医師が「興味深いバランス」と評したこのエピソード
は，人々がそれぞれのコミュニティのなかで一人前の男女として生きてい
くうえで，子をもち，親になることがいかに重要かを物語っている。

　体外受精で子をもうけることや，体外受精で生まれた子への偏見にたい
して，不妊治療を進歩や文明と結びつけることによって対抗する，という
機序もつくられてきた。体外受精で息子を出産したエリフについて，彼女
の実母や父方のオバたちが，「いちばん質のよい胚を選ぶから，体外受精
で生まれる子は賢いといわれている」と口々に述べたのは，その一例であ
る。

　不妊治療の普及が遅れたもうひとつの理由は，高額な費用にあった。た
とえば体外受精治療を受ける場合，2016年現在，法定最低賃金が月額
1300.99リラ（約5万2000円，1リラ＝40円）にたいし，民間クリニック
では1サイクルあたりおよそ3000〜4000ドル（約30〜40万円，1ドル＝

100 円），公立クリニックでも 1339 リラ（約 5 万 4000 円）かかる。2005 年に不妊治療に医療保険の適用が認められると，費用負担は大幅に軽減された。2016 年現在，体外受精は 3 サイクルまで医療保険が適用され，公立クリニックならば 1 サイクル目は費用の 30％（401.7 リラ＝約 1 万 6000 円），2 サイクル目は 25％（334.8 リラ），3 サイクル目は 20％（267.8 リラ）の自己負担で治療を受けることができる。

　保険適用の条件は，正式に結婚している，子（養子をのぞく）のない夫婦で，妻の年齢が 23 歳以上 40 歳未満であり，夫婦どちらかの加入期間が 5 年以上あり，体外受精以外の治療を受けても妊娠できない期間が 3 年以上継続していることである[5]。

　一定の範囲で保険診療が認められたことにより，不妊治療は低所得層にも手の届く医療技術になった。なお，トルコでは 2012 年に支払い能力のない国民の保険料を国が負担する総合医療保険制度が導入され，これによってほぼすべての国民が医療保険でカバーされたことも，重要である。

　保険診療が認められて患者の需要が拡大すると，民間を中心に，生殖補助医療を提供するクリニックの開設ブームが起きた。クリニック数は 1998 年の 22 施設から，2008 年に 93 施設に増加し，2016 年には 153 施設であった（巻末付録表付-1 参照）。クリニックの所在地も大都市に集中していたのが全国に広がり，2010 年には 22 都市になった。治療の実績が積み重ねられ第三者精子は使用されないという医療体制への信頼が醸成されたこと，保険診療が認められて費用負担が軽減されたこと，全国各地にクリニックができてアクセスが向上したことにより，不妊治療は現在，農村部を含め，子どもができない夫婦の標準的な選択肢になっている。

　生殖補助医療を提供するクリニックの急増は，競争と広告合戦の過熱を招いた。政府は 2010 年の省令でクリニックの過大広告を禁止したが，インフォーマントのひとりが述べたように「民間（クリニック）のパンフレットにはお腹に赤いリボンを巻いて赤ん坊を抱いた女性が載っていて，手ぶらでは帰しませんよというかのよう」という状況は続いている。自身も体外受精で出産した女性が運営し，不妊患者に人気のウェブサイト「子どもが欲しいドットコム」[6] では，治療の説明や専門医のインタビュー記

事のほか，クリニックの広告が掲載され，ウェブサイト経由で予約すれば診察料が割り引かれ，誘導される仕組みになっている。祈祷し薬草を漬けた蜂蜜や護符など，民間療法のインターネット通販などを含め，不妊治療はいまやひとつの産業の様相を呈している。

Ⅱ　不妊（クスル）とは何か

クスル概念の成り立ち

　医療概念としての不妊は，妊娠を希望する生殖年齢の男女が一定期間の性生活を行っているにもかかわらず妊娠が成立しない状態を指す（序章参照）。これにたいして，日常生活のなかで語られる不妊は，妊娠が成立しないという生物学的な状態であるにとどまらず，さまざまな社会的・文化的な意味を含んだ概念として構成されている。トルコ語でクスル（形容詞）あるいはクスルルック（名詞）とは，そうしたより広い意味の民俗的生殖概念としての不妊である。

　クスルとは，一義的には女性にとっては妊娠できないこと，男性にとっては妊娠させることができないことを意味する。男性にとって妻を妊娠させることができないことは，性的不能とほぼ同義である。男らしさ（男性性）の中心には性的能力があり，結婚初夜のシーツの血痕や，妻の妊娠によって証明される。妻を妊娠させることのできない男性は，性的不能を疑われ，男らしさを否定されかねない（Göknar 2015）。

　クスルであることは男性性を深く傷つけるがゆえに，不妊の原因は医学的には本来男女ともに存在するにもかかわらず，妊娠できなければ妻の側に原因があると人々はまず疑う。子どもの有無を聞かれるのは女性であり，男性ではない。あるインフォーマントが述べたように，「みんな『アイシェには，ファトマには子どもはいるか』（アイシェもファトマも女性の名前）という聞き方をする。子どもがいなければ妻のせいにされる」のである。妻もまた，妊娠しない原因が明らかに夫にあったとしても，自分に原

因があるかのようにふるまう。妻にとっては，周囲から夫がクスルだと思われるほうがよほどつらいからである。クスルは女性の問題とされ，男性のクスルは語られない。男どうしの会話では，子どもは話題にのぼらない。子どもがいない場合はなおさらで，あえて子どもについて聞けば相手を侮辱したことになり，喧嘩の正当な理由になる。

　とはいえ，女性にとってもクスルは十分につらい経験である。女らしさ（女性性）の概念の中心には，母であることがあり，女性は結婚すれば子どもを産むものと考えられている。男性とは対照的に，結婚した女性は子連れで行動し，社交ではつねに子どもが話題にのぼる。性の自由化が進んでいるとはいえ，性交渉は婚姻制度のなかでのみ許されるという性規範はいまでも強固にあり，これはとりわけ女性に厳格に適用されるため，女性は結婚してはじめて母になることができる。トルコ語で女性は，結婚前は娘（クズ），結婚後は女（カドゥン）と呼ばれて区別される。娘は処女を，女は性的経験のある女性，すなわち母を意味する。女性は結婚により娘から女になるが，女の本質は母であるがゆえに，結婚しても母になれない女性は，あるべきものがない，欠落した存在として扱われる。母になれない女性は劣位におかれて，「実のならない木」にたとえられたり，母になった女たちから「母でなければわからないことがある」と言われたりする（Göknar 2015）。

　クスルと言われることが，どれほど侮辱的で受け入れがたいかは，たとえば四人の女性がインタビューに答える際に，クスルという言葉をほとんど使わなかったことからもうかがえる。彼女たちは，自身の不妊治療の経験を語るなかで，「子どもができない」とは言っても，「私はクスルだ」あるいは「夫はクスルだ」と言うことは決してなかった。

不妊治療とクスルの医療化

　そうしたクスルの価値観の世界に生きる夫婦にとって，不妊治療が利用できるようになったことは，福音であった。

　ただし，不妊治療はクスルの悩みをすべて解決したわけではない。そも

そも成功率の高い治療ではないうえに，不妊治療を受けていることが知られれば，クスルだと思われかねないからである。女性は治療を受けても，妊娠し出産すれば，クスルではなかったと証明することができる。これにたいして男性は，たとえ治療を受けて父親になれたとしても，性的不能の疑いを晴らすことができない。そのため，女性が治療に積極的で，周囲も彼女を後押しするのにたいして，男性は消極的になりがちである。妻が治療を望んでも，検査に協力したがらない男性は珍しくない。

　クスルの概念が，不妊治療のハードルになる状況がある一方，近代医療の利用を啓蒙や文明化と結びつける考え方を背景として，不妊治療がクスルの概念やそれを取り巻く状況に変化をもたらす局面も生まれている。

　8年間の治療のすえに息子を産んだエリフは，治療中は職場の同僚や友人に黙っていたが，「時間がたつうちに普通のことだと思えてきた。それにたくさんの人がやっているのをみて，隠すようなものではないと思」い，出産後は息子を体外受精で授かったと気軽に言えるようになった。すると複数の同僚女性から，じつは自分も治療を受けていると打ち明けられたという。治療を隠すカップルが多い理由を尋ねると，彼女は，少し考えてから次のように説明した。

　　　よくわからないし，いろいろな理由があるだろうけれど，男性が原因でできないことがあります。精子数が不十分とか。トルコでは，そういうことは男らしさに汚点がつくと思われています。だから男性の側に問題があれば隠します。男性が自分のせいで子どもができないと口にすることは，ふさわしくないと考えられているからです。女性も同じ理由で言いたがりません。でも私たちのように，説明できないインフェルティリテというのがあります。理由はわからないけれど，自然には子どもができない。そういう人は多いのです。

　エリフ夫妻は二人とも検査で異常はみつからなかった。だがこの説明からは，彼女が，夫が原因で子どもができないと周囲に思われるのを怖れていたことが伝わってくる。生まれ育ったイズミルとはちがい，保守的で，

噂が広まるのも速い地方都市に赴任していたことも，彼女を警戒させたであろう。注目したいのは，エリフが，男性が原因で子どもができないことを男性性の欠損に結びつけるクスルの考え方——彼女はクスルという言葉を慎重に避けて表現した——に，医療用語の不妊（インフェルティリテ）の概念を対置させていることである。こうした語り口は，不妊治療の知識や概念がもち込まれることで，クスル概念の中心にある「妊娠できない／妊娠させることができない」状態を，言葉にしやすくなったことを示している。

　不妊治療の導入はまた，クスルの概念それ自体にも変化をもたらしている。2015年春にスルタンベイリの主婦S（30代）を訪ねると，妹夫婦が結婚して2年たっても子ができず検査したところ，夫の精子数が少ないことがわかり，医師から体外受精治療の可能性を示唆されたという。このことについてSは，「妹たちは夫婦生活などすべて正常で，子どもができないだけ」だとし，「治療を受けるのは，プライドとの妥協などではない」と述べた。

　一年後にふたたびSを訪ねると，妹の夫は手術を受け，検査の結果を待っているところだった。結果しだいでは，お金が貯まるのを待って体外受精治療を開始するという。夫妻は「100％の結果が出るので」民間クリニックを希望していた。「まず薬を飲む。それでだめなら人工授精。そのつぎに体外受精。難しいことは何もありません。薬で精子が増えるのですから，妹たちはクスルではありません。クスルというのはぜったい子どもができないこと。妹たちには子どもができる可能性があるのですから」。

　Sによれば，妹夫婦は性交渉できるから，子どもができない以外は「正常」であった。妹の夫は医学的にみれば不妊だと思われる。だがSは，「薬で精子が増えるのだから，クスルではない」と言う。つまりSにとっては，男性に性的能力があることこそが重要であり，妹の夫が体外受精なり投薬なり治療を受けて子どもができるのなら，彼はクスルではない。

　Sは頭の回転が速く読書好きだが，小学校までしか教育を受けておらず，何よりも医師から直接説明を聞くわけではないから，不妊治療についてどこまで理解しているかはわからない。だが彼女のなかでは，妹との会話や

テレビの主婦向けモーニングショーや健康番組，インターネットの不妊治療患者向けサイトなどから得た不妊治療のさまざまな知識や専門用語（たとえば「精子数」）が，クスルではないことを証明するために流用されている。このSのエピソードは，民俗的生殖観のクスルに不妊治療が接ぎ木されることによって，クスルの否定的な響きは変わらないまま，その意味に変化がもたらされたことを示唆している。

Ⅲ　圧力の所在

キャリアとの天秤？

「あなたの体外受精の経験を聞かせてほしい」という筆者に，四人の女性が共通してあげた話題のひとつは，結婚すれば子どもを産んで当然，子どもが生まれて当然という圧力や期待の重さであった。そうした圧力は，親族など周囲の人々や，より漠然とした「社会」からくるもので，やはり彼女たちが共通してあげた，検査の結果を待つ間の期待や不安，望んだ結果が得られなかったときのやり場のない怒りや絶望感など，治療の過程で湧きおこるさまざまな感情の水源地であるように思われた。

　ナーザン（29歳）は，大学卒業後すぐに結婚し，大学院に進学した。2年ほど夫婦二人の生活を楽しんだあと，子どもを望んだが，流産した。夫婦で受けた検査でナーザンに原因があることがわかり，3年前から体外受精治療を始めた。結婚当初は，「学業が大事だし，まだ若いから」と言っていた母や母方のオバ，姑たちも，子どもをまだかとせかしだした。だが「夫か妻がクスルだと烙印を押される」ので，母にも治療を受けていることは打ち明けず，学位をとり，社会学者として実績を積むことを，子どもがいない言い訳にしてきた。

　　大学を出て，結婚し，そうすれば当然子どもが生まれ，二人目も産むものだと期待されているのがわかるのです。姑はことあるごとに目配

せしたり，子どもはまだかと冗談めかしたり。口には出さないけれど，夫の家族も私の家族も息子を欲しがっています。男の子は姓を継ぐし，ちゃんとした仕事について老後の面倒をみてくれるから。母も「そろそろ考えなさい，孫が欲しい」と言い始めました。母は周りと比較するので，言い合いになるんです。「考えてない」と言ってやり過ごしてきました。学校を言い訳にして，修士号をとって博士課程に進んで，「子どもはまだ欲しくない」と言ってきました。

　ハイリエ（43歳）も，なぜ子どもがいないのか，周りから詮索されることに苦しんできた。彼女の夫は国際的に知られた民族舞踏団に所属するダンサーであり，彼女自身も幼稚園やサークルでダンスを教えながら，いずれは民族舞踏のダンサーとして檜舞台に立つことを夢みていた。そのため，29歳で結婚してからも，しばらくのあいだは子どもを望まなかった。夫も，民族舞踏家としてキャリアを積むことを優先したいという彼女の考えを尊重してくれた。だから30代半ばにはじめて体外受精を試したときは，子どもをもとうと決断したことへの興奮も手伝って，母や近しい友人たちに「やるの，やるの」と無邪気に言ってまわった。

　だが治療が失敗に終わると，それ以来，子どものことを聞かれることがひどく苦痛になった。同じ時期に治療を始めた友人たちに子どもができ，取り残されたという思いにとらわれたことや，治療の副作用で体がむくみ，ダンサーなのに体重が10キロ以上増えてしまったことも，感情のコントロールを困難にした。とりわけつらかったのは，母から「なんでできないのか」「子どももつくれないのか」と言われたときだったという。彼女はその時の気持ちを思い出して涙ぐみつつ，次のように続けた。「どうしてまだ子どもができないのかとみんな気軽に聞いてきます。絶え間なく聞いてくるのです。だから子どもはと聞かれると，まだ欲しくないとやり過ごしてきました。話してもわかってもらえないから」。彼女が治療について黙っているのは，体外受精をしたと言えば，彼女が原因だと決めつけられ，憐れまれたり，見下されたりするからだった。

　ナーザンもハイリエも，母親をはじめとする周囲からの圧力について

語っているが，そこで問われているのは，母親たちに内面化した，産めない女は半人前というクスルの考え方である。これにたいして，彼女たちが，子を産めという圧力をかわすだけでなく，子がないことに積極的な意味を与えてくれる選択肢としてあげたのが，キャリアの優先であった。

イスタンブルやアンカラのような大都市のミドルクラス出身の女性たちは，さまざまな理由で出産に猶予が与えられる。まず，教育年数が長く，そのために結婚が遅い。そしてキャリアの達成が評価される。スルタンベイリのＳの妹が，当然のように結婚してすぐに子どもを考えたのにたいし，ハイリエは民族舞踏家として経験を積むことを優先し，結婚して数年間は子どもを望まなかった。ナーザンが博士論文の執筆を子どもがいない言い訳にしたのも，同様の文脈で理解できる。ナーザンが結婚してしばらくは夫婦二人の生活を楽しみたいと考えたように，夫婦のロマンチックな結びつきを重視するミドルクラス的な価値観の影響もあるだろう（これについてはすぐ後で述べる）。

しかし，彼女たちは，猶予を与えられても，いずれは子どもを産むことを期待されている。近代化改革を通じて，トルコの女性は，良妻賢母となることを求められる一方，高等教育を受け，公務員や専門職など「よい職業」につくこともまた，価値あることだとして奨励されてきた。そのため，子どもがいなくても「よい職につくか，高い地位にあれば，なんとかなる」（ナーザン）という別格扱いがつねにあった。だが高学歴化と職業進出が進むにつれ，若い世代では，キャリアと出産は天秤にかけられなくなっているようにみえる。

イスタンブルの大学でジェンダー論を教え，夫婦とも子どもは望んでいなかったが，10 年ほど前に 40 代で思いがけず妊娠し出産した筆者の知人のＦは，教え子や若い同僚について，「最近の若い女性はみんな体外受精している。大学を出て就職したら，結婚して子どもをつくってと，計画的。（出産は）彼女たちにとって，まるでキャリアの一部のようになっている」と，半ば感心し，半ばあきれたように語った。20 代後半のナーザンも，社会学者の卵としてトルコ社会の一般論を述べつつ，自身は焦りを感じている。50 代にさしかかる F の世代とくらべて，若い世代では，キャリア

も出産も実現させる貪欲さが求められるようになっているのかもしれない。

　単に子どもをもつことに興味がないとか，子どもは好きではないということも，理解されにくい。ナーザンの友人で，最近博士論文を書きあげ研究員のポストを手に入れた30代のGは，結婚して数年経つが，夫婦とも子どもをもつことに興味がない。だが「子どもは欲しくないと言っても，両親や親族からはまったく理解してもらえない」と，あきらめた様子で語った。

ホモソーシャルな社交関係

　では，結婚すれば子どもを産んで当然という期待に応えられないとき，周囲との関係はどう変化するのだろうか。

　ハイリエは，子どもを望んでいるのにできないとわかれば，彼女が「クスルだ」と見下されるのを見越して，夫方の親族とのつきあいを避け，また彼らに治療のことを言わないよう夫に口止めしてきた。ハイリエ夫妻の不妊は原因不明である。だが姑が，なぜ子どもが生まれないのかしつこく詮索するので，ある日ついに「あなたたちの息子がクスルだからだと言って，黙らせた」という。自分の息子が原因で子どもができないとなれば，彼女は何も言えないからである。

　ハイリエが，もともと彼女に好意的ではない親族から「クスルだ」と言われるのを警戒し，自分から距離をおいたのにたいし，ナーザンはまだ若いせいか，同年代の女友だちのあいだで居場所を失いつつあることを気にしていた。

　　（血液検査で妊娠が判明したが一週間後に胎児をなくしたときのことについて）打ちのめされました。夫の家族は大家族で，結婚しているきょうだいはみんな子どもができました。彼らには会いたくなくても会わねばならないときもあります。子どもたちは好きだけれど，でもとても悲しかった。同い年の友だちにもみんなひとりか二人子どもがいます。彼女たちと会うと，仲間はずれになった気持ちになってしまいます。

子どものいる女が二人いれば，子どもの話になります。どんな問題を抱えているとか，素敵な体験をしたとか。話題の外におかれてしまう。それほど子どもの話ばかりになるのです。それで私も話をあわせるようになりました。兄の妻が妊娠8カ月で，とか。彼女たちの話題に入ろうと努めました。誰もそんなことはしないのに，いじめられているように感じました。孤独でした。学生時代の仲良しグループのひとりは妊娠中，二人目が私，三人目は自由でいたいからと子どもを望んでいなかったのに妊娠し，四人目は出産したばかりでした。その頃ちょうど4回目の流産をしたところで，どん底に落ちたようでした。彼女たちも妊娠し，子どものことばかり話すようになるのだと。

　人類学者のカンディヨティは，中東ではイスラームに由来する男女隔離の規範が作用し，同性との関係の重要性が相対的に高まる結果，ホモソーシャル，すなわち同性間の結びつきにもとづく社交ネットワークが構築されると指摘している（Kandiyoti 1987）。オスマン帝国末期に始まるトルコの近代化改革の過程では，男女隔離や家父長的関係は遅れたものとされて，親や親族の意向ではなく，男女が自ら選んだ相手と愛情にもとづいてつくる家族が，都市のミドルクラスのあいだで理想化された。だが，夫婦を核とする新しい家族観が浸透しても，同性との社交ネットワークは維持された。1970年代にトルコに滞在したアメリカの人類学者オルソンは，カップル文化を受容したミドルクラスのあいだで，夫婦がそれぞれ同性の親族や友人と社交ネットワークを展開する「二つの焦点をもつ」家族が形成されている，と報告している（Olson 1982）。

　現代のミドルクラスのあいだでも，そうした折衷的な家族のありかたや，そこに展開される同性との社交関係の重要性に，大きな変化は起きていないようにみえる。女性は女性どうしで集まり，互いに支えあい，競いあう。結婚している女性は子どもを連れて参加する。そこでは自然と子どもが話題になり，子どものいない女性は所在がない。男性も子どもがいなければ肩身が狭いが，男性のクスルは性的不能を連想させるより深刻な問題であるがゆえに，子どもは話題にされない。これにたいして結婚しても子ども

のいない女性は，日常的に子どもについて聞かれ，ハイリエやナーザンが嘆いたように，つねにその不在を思い知らされながら生きなければならない。つまり，一定の年齢に達した女性にとって，子どもがいないことは，半人前扱いされるだけでなく，社交関係を失い孤立する経験でもある。

　女性どうしのホモソーシャルな社交関係のなかで味わうそうした疎外感について語りながら，二人がともにあげたのは，夫によって救われたということであった。ナーザンの夫は，彼女を気分転換に連れ出し，子どもをもつこと以外の達成に目を向けさせ，前向きな気持ちにしてくれる。「夫はいつも私をすくいあげてくれました。ナプキンが落ちたら拾いあげるように。鬱がひどくなるのを防いでくれました。夫は旅行やスポーツに誘いだしてくれました。人生について肯定的なことを言ってくれました。『二人とも仕事で成功しよう，子どもだけが人生の目標じゃない』と言ってくれました。夫は『子どものことばかり考えるな』と言ってくれます。私はいつも泣きたい気分だけれど，『もう泣くな』と。夫はいつも私を井戸のなかから救ってくれました」。

　ナーザンにとって夫はまた，不妊治療が伴う身体的な苦痛にいちばん身近にいて寄り添ってくれる存在でもある。彼女が，注射を保健所で打ってもらうこともできるのに，自宅で自分で打つのは，「夫にそばにいて支えてほしいから，ひとりでないことを確認したいから」だった。

　ハイリエも，体外受精で出産した看護師の親友がつらい気持ちを理解し助けてくれると感謝しながら，いちばんの支えは夫であるという。それは，夫は彼女が治療によって受ける身体的な苦痛を身近で共有し，治療の結果を自分のこととして受け入れようと努めてくれるからだった。「夫がいちばんたくさん私の経験をみてきました。注射の痛みも夫はみました。だから結果が出なくても彼は私のせいにすることはできないのです」。二人にとって夫は，治療の身体的・精神的な苦痛を共有し，結果をともに受け入れる，治療のパートナーでもあった。

IV　夫とつくる愛の家族

なぜ子どもが欲しいのか

　子を産むことへの規範は強力である。結婚し子どもを産んではじめて，個人的にも社会的にも一人前の女性として認められる。子どもは欲しいと思うものであり，結婚しても子どもはいらないという考え方は，理解を得にくい。つまりクスルの規範の外に出ることも容易ではない。

　子どもをもたずに生きるという選択肢がほとんど認められないこうした状況があることをふまえるなら，子どものできない夫婦が不妊治療を受けるのは，クスル規範に従った行動だろうという推測が働く。しかし興味深いことに，四人の女性はいずれも，治療を受けるのは周囲からの期待や圧力のせいではなく，自分のためであり，夫のためだと強調した。

　ハイリエは，ダンサーとして一線で活躍する夢を捨てても子どもを望むようになった理由を次のように語った。「今は二人のあいだに何もありません。自由を制限するものは何もない，結びつけるものがないのです。子どもができれば核家族になる。そうでなければ夫と妻でしかありません。私たちは二人とも子ども好きです。私には母性的なところがある。夫に父親になる経験をさせてあげたいのです」。彼女はまた，ダンスを教える園児たちをどれほど愛しく思っているか，彼女自身も園児たちからどれほど慕われているか，うっとりした表情で語り，母になれるのなら「夫以外の精子でも養子でもかまわない」と言った。

　ここでハイリエは，クスル規範の女性像をただなぞるのではなく，夫のために，自分のために子どもを産みたいと願っている。「夫を父親にしてあげたい」「夫は子ども好き」という言葉や，園児たちについて語る様子からは，夫への愛情とともに，父として，母として愛情を注ぐために子どもが欲しいという気持ちが伝わってくる。彼女にとって理想の家族とは，夫婦愛と子どもへの愛情にもとづく家族であり，子どもができてはじめて家族として完結する。こうした考え方は，子のない男女は一人前扱いされ

ないというジェンダー観，あるいは男児は姓を継ぎ，いずれは老後の面倒
をみてくれるといった家族観からは，かなり遠いところにある（なお，彼
女が言及した第三者精子を使った治療や養子縁組も，伝統的な父系血統重視の
家族観とは相いれないが，これについては本章のおわりでとりあげる）。

　ハイリエが語った，誰のためでもない，自分たち夫婦のための子どもと
いう考え方は，男性からも聞かれた。エリフの夫Bは，「親族や配偶者の
ために子どもを欲しがる人もいる。でも僕は誰かのためではなく，自分の
ために欲しかった」と言う。Bによれば，友人男性は不妊治療で子どもを
授かったが，「父親になるだけで満足してしまった」。これにたいし自分と
妻は，二人とも教師で学生時代にすでに学んだことなのに，自分たちの子
どものためにもういちど教育書を読み直している。「子どもをもつとはそ
ういうこと」であった[7]。Bによれば，親という地位を得て周りから承認
され，彼自身の体面を保つことよりも，子どものために親として行動する
こと，親として成長することが大切であった。

　子どもを中心とする生き方がBにとって個人の成熟にかかわるとすれ
ば，ナーザンにとって，それはひとつのライフスタイルの達成という側面
をもつ。

　　——あなたは社会学者への道を順調に歩み，理解のある夫にも恵まれ
　　　ています。そのうえ子どももできたら，人生がさらに豊かになる
　　　ということでしょうか？
　そう，いつかは（子どもが）できると考えています。そう考えること
で人生を肯定的にみることができるから。いろいろ想像します。たと
えば2年後に子どもが産まれる，そうしたらあそこに行こう，そして
写真をとろうと。私だって子どもがいるとみせてやりたいのです。ほ
ら，みんなみせびらかすでしょう，ソーシャルメディアなんかで。私
もしたいのです。社会に自分を認めさせたい，自分を証明したいので
す。私もソーシャルメディアに影響されているのでしょう。子どもが
いる人は子どもについて投稿します。全員がたどりつけるわけではな
い，上の方にいるかのようにみせようとする人もいます。子どもは手

の届かないもののようにみえてくるのです。そういうものに嫌でも影響されてしまう。自分は欠けていると感じるのです。

社会学を専攻するナーザンは，自分はソーシャルメディアから影響されていると冷静に分析しつつ，そこに映し出される同世代の女友だちの子ども中心の生活への憧れと競争心を隠さない。ソーシャルメディアへの彼女たちの投稿は，「ほかの母親たちに，自分の経験を説明するために，こういうときは何を食べさせるとか，寝ないときはこうしたらいいとか，シェアする」といった実際的な内容であっても，子どものいないナーザンには手の届かない幸せに思えてしまう。彼女が子どもがいないことを「欠けていると感じる」と表現したのは，子を産めない女性は半人前というだけでなく，同世代の女友だちが満喫する子ども中心の生活というライフスタイルを達成できないことへの欠落感でもある。

　強いられる欲望

彼女たちにとって理想の夫婦，家族，人生とは何か。なぜ子どもが欲しいのか。彼女たちの語りからは，クスル規範の女性像に従うだけではなく，自分たち夫婦のために子どもをもちたいという気持ちが伝わってくる。だがそれだけなのだろうか。
エリフとハイリエへの聞きとりでは，ひととおり話し終わったところで，意外な言葉が聞かれた。

　　エリフ：本当に子どもが欲しいのかわからなくなるのです。子どもがいないとだめだと条件を自分でつけてしまう。最初は子どもが欲しいと思ってこの道に入る。でもそのうちに，本当に欲しいかどうかは脇において，できるようにと戦い始める。失望するとそれでまた余計に欲しくなってしまう。治療をくりかえし試すのは実際のところそのためです。女性として，夫に子どもを産んであげなければと思うのです。

ハイリエ：（治療を続けているうちに）だんだん子どもをもつ責任が重く感じられるようになってきました。よくわからないけど，年をとるほどあの責任感が薄れてきているのです。子どもをつくっても耐えられるだろうか，やれるだろうか，母になるための準備をまたできるだろうかと。

——子どもにたいする責任感のことですか？

そうです。年をとるにつれて，怖くなってきました。

——どういうことですか？

どう育てようか，どうなるだろうかと。

——産むことだけでもこんなに大変なのに？

そうです。子どもは欲しくないと思い始めています。大変なことのように思えてきたのです。たとえば子どもが2歳になったら，私は45歳だとか。

　治療が成功し無事に男の子を出産したエリフも，最後の体外受精に賭けようとしているハイリエも，治療を受けていると本当に子どもが欲しいのか確信がもてなくなる瞬間があるというのである。エリフは，子どもをもつこと自体が目的化してしまうのだと自己分析している。これはどういうことだろうか。

　彼女たちがおかれた立場をふりかえるなら，治療を受けるのは，子どもがいないと自動的に欠陥扱いされ，女性として価値がないと思われてしまうことへの反応だとする見方がまず考えられるだろう。子どもを産めば今の状況から抜け出し，楽になれるという気持ちが，子どもをもつことを自己目的化させるのである。

　もうひとつは，夫との関係性が彼女たちを治療に駆り立てているという可能性である。彼女たちがホモソーシャルな社交のなかで居場所を失い，夫との関係しか残されていないことをふまえるなら，「女性として，夫に子どもを産んであげなければ」（エリフ），あるいは「夫を父親にしてあげたい」（ハイリエ）という言葉は，夫への愛情だけでなく，脅迫めいた義務感の表れとしても読める。ナーザンの次の言葉は示唆的である。

（不妊は）家族関係にも影響します。離婚もありえます。とくに女性が原因の場合はそうです。だから女性は「私を離縁してもかまわない」と言います。私も夫にそう言いました。不安だったからです。心理的にまいってしまい，鬱状態だったのです。夫の方はどうなのか測りたくなるのです。私のことをどれくらい守ってくれるのだろうと。試すために言うようなところがあります。最初の治療のあと夫にそう言ったら，夫は「子どものために結婚したわけじゃない，できなくてもかまわない，もう二度と言うな。子どもはいなくてもいい。僕は君に何かあったらとそれを怖れている」と言いました。身体的に，精神的に何かあったらということです。夫はいつも側にいて助けてくれました。いっしょに泣いてくれました。

ナーザンは，夫は，彼女の身体と気持ちを第一に考え，子どものために結婚したわけではないと言ってくれる，愛情あふれるパートナーだと強調する。だが，ホモソーシャルな社交から排除され，夫との結婚しか残されていないことを思うなら，彼女が夫の気持ちを試したのは，夫との関係まで失ったらという不安に駆られたからだったと考えられないだろうか。

治療の経験は夫婦で異なることにも注意しておきたい。ハイリエは，不妊治療では「夫婦が二人とも強いこと，意識が高いこと」，そして夫婦が互いに理解しあうこと，とりわけ夫が妻を理解することが大切だという。

1回目の体外受精のときは，うまくいくような気がしたのです。お腹で何かを守っているような感じで，とてもちがう感じがしました。でもだめだったんです。

──あなたの夫はどうでしたか？

彼も同じでした。でも彼は身体では感じない，経験できないのです。感じるのは私。だから二人とも意識が高いことが必要なのです。夫が，男たちが，支えになることが大事なのです。

　ハイリエによれば，体外受精の経験は夫婦で決定的にちがうからこそ，二人の心が離れないように意識して努力しなければならない。不妊治療では，夫は自身に原因がある場合でも，いったん施術すれば通院する必要はないのにたいし，妻は施術や検査のために通院し続ける必要がある。つまり，不妊治療は夫婦どちらに原因がある場合でも，治療の主役は女性であって，身体的にも精神的にも負担は圧倒的に女性にかかる。しかし，結婚しても子どものいない女性はホモソーシャルな社交とは疎遠になるから，女性どうしで分かちあうこともままならない。ハイリエは友人三人と誘いあっていっしょに治療を始めたが，三人に子どもができると，看護師の親友をのぞいて疎遠になってしまった。女どうしの世界で孤立するなかで，彼女たちは夫への依存を深めざるを得ない。しかし夫には妻が治療で経験する痛みや恥ずかしさはわからない。エリフの夫もナーザンの夫も，妻を気晴らしに旅行に連れ出し，注射を打つ側で寄り添い，妻のサポート役に徹したが，これは彼らの妻への思いやりであるとともに，夫には夫としての役割を果たすことしかできないことを示している。

　そう考えると，ナーザンが夫といかに固い絆で結ばれているか切々と語るのは，じつは「子どもはできなくても夫に愛されている私」という理想の自画像を語っているとみることもできるだろう。ほかの三人とちがい，ナーザンの場合は彼女に不妊の原因があることも，夫にたいする依存を強めた可能性がある。彼女が夫との絆を強調するのは，彼女が，それが失われたら何も残らないという不安に駆られているからではないか。

　とするなら，夫だけが味方だ，あるいは夫は子どもはいなくてもいいと言ってくれたという彼女たちの言葉は，ふたとおりに解釈できるだろう。ひとつは子どもがいなくても幸せにやっていけると確信できるような関係性が夫婦のあいだで成立しているということ，もうひとつはホモソーシャルな関係を失った妻は最後のよりどころとして夫に依存せざるを得ないが，治療の過程を夫と共有することには限界があり，孤独のうちにあるというものである。

　なぜ子どもが欲しいのか。ミドルクラスのキャリア女性にとって，それはクスル規範をそのままなぞることではない。彼女たちにとって，夫とと

もに築く愛情あふれる家族を完結させるのが子どもであった。だが，子ども
がいないためにホモソーシャルな関係のなかで居場所を失い，夫への依
存を高めるなかで，子どもが自己目的化する瞬間が生まれるのである。

おわりに――不妊の先へ――

　子どもをもちたいという願いが不妊治療を受けてもかなわなかったとき，
どうするのか。病気のために治療をあきらめたヤーセミンと，年齢的に次
の体外受精を最後と決めたハイリエの，それぞれの向き合い方を紹介して
むすびにかえたい。
　ひとつは信仰による救済である。ヤーセミンは不妊治療を19年間続け
たが，ついに子どもはできなかった。

　　　神が，あなたには適当ではないと考えたから与えなかったのだ。事故
　　　で死ぬからだったのかもしれない。いちばんよいようにしてくださる。

　ヤーセミンはヴェールを着用せず，ふだんの会話で宗教的な言いまわし
を使うこともない，世俗的な印象を与える女性である。彼女が子どもがで
きなかったのは神の思し召しだったのだとぽつりと言ったときは，だから
ひどく意外に思われた。このことは，トルコにおいて生殖という領域が，
合理化されきらない，信仰の世界に近い領域としてあることを，示して
いるのかもしれない。
　もうひとつは，養子を迎えるという選択肢である。ヤーセミンと夫は養
子縁組を二度検討している（付表4-A参照）。最初はヤーセミンが提案し
たが夫が気乗りせず，二度目は夫がシリア難民の姉弟をひきとろうとした
が，ヤーセミンの体調不良で断念した。ハイリエも次の体外受精が成功し
なければ夫を説得し，養子を迎えたいと考えている。
　トルコでは，養子縁組は合法だが盛んではない。理由のひとつは，父系
血統が重視され，血縁のない子を自分の子としてひきとることに抵抗があ

るためといわれる。不妊治療は決して成功率の高い治療ではない。だが，不妊治療をやめた理由を尋ねたある調査によれば，養子縁組したと回答した夫婦はわずか 2.4％であり（Khalili et al. 2012），養子縁組は不妊治療で子をもてない場合の代替的方法とはなっていないようである。今回話を聞いた四人のうち二人が養子に言及したのは，例外的なのかもしれない。

　ハイリエは次の体外受精を最後と決めており，知りあいに勧められたマケドニアの病院にかかるつもりでいる。「夫以外の精子でもかまわない。養子でもかまわない。母親になりたい」と言うが，（マケドニアでなら可能な）卵子提供は，自分と子どものあいだに血縁ができないのでいやだという。

　　養子も考えます。周りに養子をもらった人がいます。子どもは父親にそっくり！　私たちのために産まれてきた子だと言っています。同じアパートの女性も養子をもらって，自分で産んだ子のように世話しています。体外受精を何回もするより施設から子どもをひきとるほうが祝福なのに，誰もわかっていない。子どもの罪ではないのに。

　　施設から養子をもらうことも考えました。でも自分の子どものように思えるかわからない。でも産むだけでは足りない。育てることが大事なのです。エゴを満足させるために私たちは産むのです。私はすべてを経験したかったのです。

　不妊治療の経験を語りながら，彼女は幾度か養子縁組の可能性についてふれたが，そのたびに気持ちが揺れ動くのが伝わってきた。子どもと自分の血縁を重視する彼女は，血のつながらない養子を我が子のように思えるか不安を抱いている。一方で，妊娠や出産を経験することで女として承認されたいという欲求が自分のなかにあることを認め，母性の意味を，産むことによる母性から育てることによる母性へと昇華させようとするのである。

　結婚し，子をもち親になって一人前，妊娠できない女性，妻を妊娠させ

られない男性は，女として男として半人前というクスル規範を背景として，子どもができない夫婦にとり，不妊治療が大きな福音であったことは間違いないだろう。だが，不妊治療を経験した四人の女性の語りから浮かび上がるのは，クスル規範をそのままなぞるだけでなく，夫とのロマンチックな結びつきのなかに，治療や子どもの意味を見いだそうとする妻たちの姿であった。四人のひとりハイリエは，自分で産んだ子，血縁のある子にこだわりながら，施設で保護される子もまた愛情を必要としていることに変わりないとし，自分の子のように慈しみ育てることに大きな意味を見いだそうとしている。彼女にとっては養子縁組という選択肢を考えることもまた，なぜ子どもが欲しいのかという原点に立ち帰ることであった。

〔注〕

(1) トルコ統計局ウェブサイト（www.tuik.gov.tr より。2017 年 2 月 1 日最終アクセス）。

(2) "SGK kesenin ağzını açtı Türkiye tüp bebekte dünya 7'ncisi oldu,"［社会保障機構が財布を開き，トルコは体外受精で世界 7 位に］2011 年 2 月 13 日付 Hürriyet 紙。（http://www.hurriyet.com.tr 内に掲載。2017 年 7 月 22 日最終アクセス）。

(3) トルコの結婚には公式の法律婚と非公式の宗教婚がある。両方行うカップルもいるし，いずれかのみのカップルもいる。治療を受けるには法律婚が条件となる。法律婚は一夫一婦制であり，同性カップルの結婚は認められていない。

(4) "Tüp bebekte sperm skandalı,"［体外受精で精子スキャンダル］2001 年 12 月 30 日付 Milliyet 紙。（http://www.milliyet.com.tr 内に掲載。2017 年 2 月 1 日最終アクセス）。

(5) 社会保障機構のウェブサイト "Tüp Bebek Tedavisi,"［体外受精治療］（www.sgk.gov.tr 内に掲載。2017 年 2 月 1 日最終アクセス）。

(6) http://www.cocukistiyorum.com　2017 年 7 月 21 日最終アクセス。

(7) 今回の調査では，男性に，それも異性である筆者が不妊や不妊治療について尋ねることは難しいだろうと考え，聞きとりを予定していなかった。エリフの夫 B から話を聞けたのは，家を訪問した際に彼がちょうど居あわせて，筆者の頼みに応じてくれたからだが，かりに夫妻に子どもができていなければ，エリフが筆者に夫を会わせたかどうかはわからない。

〔参考文献〕

＜日本語文献＞
柘植あづみ 2012.『生殖技術——不妊治療と再生医療は社会に何をもたらすか——』み

146

すず書房.

松尾瑞穂 2013.『ジェンダーとリプロダクションの人類学――インド農村社会の不妊を生きる女性たち――』昭和堂.

村上薫 2016.「トルコにおける生殖技術――規制と実践の現状――」村上薫編『中東イスラーム諸国における生殖医療と家族』研究会調査報告書, 日本貿易振興機構アジア経済研究所 55-64.（http://www.ide.go.jp 内に掲載。2017 年 2 月 1 日最終アクセス）.

＜英語文献＞

Göknar, Merve Demircioğlu 2015. *Achieving Procreation: Childlessness and IVF in Turkey*, New York and Oxford: Berghahn Book.

Gürtin, Zeynep B. 2011. "Banning Reproductive Travel: Turkey's ART Legislation and Third-Party Assisted Reproduction," *Reproductive BioMedicine Online* 23（5）：555-564.（http://www.rbmojournal.com 内に掲載。2017 年 2 月 1 日最終アクセス）.

――― 2013 "The Art of Making Babies: Turkish IVF Patients' Experiences of Childlessness, Infertility and Tüp Bebek," Unpublished doctoral thesis submitted to King's College, University of Cambridge.

Hacettepe University Institute of Population Studies 2014. *Turkey Demographic and Health Survey 2013*, Ankara: Hacettepe University Institute of Population Studies.

Kandiyoti, Deniz A. 1987. "Emancipated But Unliberated? Reflections on the Turkish Case," *Feminist Studies* 13(2):317-338.

Khalili, Mohammad Ali, Semra Kahraman, Mete Gurol Ugur, Azam Agha-Rahimi, and Nasim Tabibnejad 2012. "Follow Up of Infertile Patients After Failed ART Cycles: A Preliminary Report from Iran and Turkey," *European Journal of Obstetrics and Gynecology and Reproductive Biology* 161(1):38-41.

Olson, Emelie 1982. "Duofocal Family Structure and an Alternative Model of Husband-Wife Relationship," In *Sex Roles, Family & Community in Turkey*, edited by Çiğdem Kağıtçıbaşı, Bloomington: Indiana University Turkish Studies Press. 33-72.

Urman, Bulent, and Kayhan Yakin 2010. "New Turkish Legislation on Assisted Reproductive Techniques and Centres: A Step in the Right Direction?" *Reproductive BioMedicine Online* 21(6):729-731.（http://www.rbmojournal.com 内に掲載。2017 年 2 月 1 日最終アクセス）.

付表 4-A 調査対象者（不妊治療経験者）のプロフィール（仮名。年齢は調査時）

ナーザン（29 歳／治療中）

南部の地方都市出身，アンカラ在住。夫と二人暮らし。大学助手。博士論文を準備中。地元の大学を卒業後，23 歳で見合結婚。アンカラで新婚生活を送りながら大学院に進学。夫はすぐに子どもを欲しがったが，しばらく夫婦二人の生活を楽しみたかった。結婚 2 年後，子どもを望んだが 2 回流産。夫婦で検査を受けたところ，ナーザンに染色体構造異常（流産のリスクが高くなる）がみつかり，26 歳で体外受精治療を開始。その後も 2 回流産した。

ハイリエ（43 歳／治療中）

イスタンブル在住。夫と二人暮らし。幼稚園で非常勤のダンス教員。週末は民族舞踏を教える。民族舞踏団で知りあった夫と 29 歳で結婚。民族舞踏の世界での成功を優先し，子どもを望んでいなかった。夫も理解を示した。結婚後 5 ～ 6 年して子どもを望んだが妊娠せず，検査したが夫婦とも異常なし。成功率が高いので民間クリニックにかかっている。40 歳を超えたので，医療保険は適用されていない。人工授精 1 回，体外受精 2 回。知人からマケドニアによい医者がいると勧められた。お金を貯めてもう一度だけ体外受精を試し，成功しなければ夫を説得し，養子縁組を検討したい。

ヤーセミン（48 歳／治療中止）

東部の地方都市出身。高校卒業後，地元の大手企業に就職。働きながら大学に通ったが中退。20 歳で別の大手企業に勤める夫と見合結婚。2 年待ったが妊娠せず，夫と地域の公立病院へ。よりよい治療を求め，イスタンブルとイズミルの民間クリニックと国立大学附属クリニックを転々とする。夫の精子数が少ない。人工授精 5 回，顕微授精 5 回。治療のためイズミルにアパートを購入。33 歳のとき養子縁組を考えたが夫は実子を望む。子宮筋腫手術をきっかけに 41 歳で不妊治療を中止。その後乳癌がみつかる。シリア難民の姉弟をひきとろうと夫が提案したが，体調が悪く断念。地元で夫と暮らしながら，イズミルで癌治療を受けている。

エリフ（34 歳／治療終了，出産）

イズミル出身。大学卒業後 23 歳で同級生と結婚，夫妻とも中学校教師でイズミル近郊に赴任。1，2 年は夫婦二人の生活を楽しみたかった。結婚 3 年目に子どもを望むが流産，検査を受けるが異常なし。その後夫も検査を受けたが異常なし。イズミルの国立大学附属クリニックと民間クリニックで治療。治療中は任地の地方都市から車で片道 1 時間半のイズミルまで日帰りで往復した。人工授精 2 回，子宮外妊娠を経て体外受精を試みたが流産をくりかえす。最後と決めた体外受精が成功し，2 年前に男児出産。26 歳から 8 年間治療した。夫と息子の三人暮らし。

（出所）　筆者作成。

148

コラム　インド

医療ツーリズムと不妊治療

松 尾　瑞 穂

インドの医療ツーリズム

　病気治療や健康の増進を目的として患者が移動することを医療ツーリズムといい，近年，活発化するとともに，受け入れ国に経済振興をもたらすようになっている。世界的にみるとタイが受入数，市場規模ともにトップだが，南アジアの大国インドも，タイに次いでシンガポールと肩を並べるほど，医療ツーリズムが盛んとなっている。インドにおける医療ツーリズムは，心臓病や生殖医療，歯科治療などの高度な近代医学を提供するものから，アーユルヴェーダやヨーガの世界的なブームをもとに，オルタナティブな医療や伝統医療を提供するものまで多様である。

　インド政府は新たな経済政策の柱として，国をあげて医療ツーリズムを推進することを宣言し，患者と二人までの付き添い人にたいする一年間の医療ビザの発給や，入国審査の窓口の設置などさまざまな便宜を図っており，2012年で，医療ツーリズムの市場規模は20億ドルにのぼるとされている（Sengupta 2011）。医療ビザで入国した外国人はすべての外国人入国者のうち2.4%（India 2014）とそれほど多くはないが，パキスタンを除く近隣諸国の住民は入国に際して，そもそもビザが必要ではなかったり（ネパールとのあいだでは入国審査もなし），両親がインド出身者である海外のインド系住民やインド系住民と結婚した人たちは「海外インド市民」（Overseas Citizen of India：OCI）ステータスを与えられ，永久ビザをもっていたりするので，そもそも医療ビザをとらずに治療を受けにくる患者も

多いと推測される。

　そのような状況を考慮に入れたとしても，インドに入国する外国人のうち，南アジアのモルディブからは全渡航者のじつに 56.2%，アフガニスタンは 34.2%，バングラデシュは 7.1% の人が，医療ビザを利用している。中東地域からは，イラクからの入国者の 13%，オマーンの 6.8%，バーレーンの 3.6%，また「その他」の国々からは 28.3% の人びとが，医療ビザでの入国である（India 2014）。このように，中東地域からインドに医療ツーリズムにやってくる患者も，けっして少ない割合ではない。彼らがインドを含むアジアで治療を受ける理由として考えられるのは，地理的な近さに加えて，9.11 のテロ以降，中東地域からアメリカへの入国が難しくなったことなども関係しているだろう。南アジア地域圏の患者のあいだでは，富裕層はシンガポール，中間層はインドと使い分けているようである。ただ，モルディブもアフガニスタンもバングラデシュも，その人口はほぼイスラーム教徒が占めており，イスラーム人口を多数抱え歴史的に深いつながりをもつインドの方が，言語，食文化，慣習などの共通点が多く，患者にとっても文化的な親和性が高いことが，インドを選択するひとつの理由ともなっている。また，インドには全国に 25 の系列病院をもつアポロ・グループや，29 の系列病院をもつフォーティス・グループをはじめとして，国際認証ももつ世界的に知られた病院施設があり，高度な医療が簡単に手に入るということも，海外の患者にとっては大きな動機付けとなっている。

不妊治療を求める人びと

　さらに，自国では手に入りにくい医療資源やサービスを求めて渡航する人も多い。たとえば，現在では禁止されているが，かつてインドでは臓器売買が盛んで，生体からの腎臓移植が世界一だといわれており，おもに中東諸国からの患者が手術のために渡航するということが行われていた。これは，人口が 13 億を超えるインドで，かつ貧困層が多く，経済的な理由から腎臓を売却する人が潜在的に多数存在していたからである。そのため，自国ではドナー数が少なく順番がまわってくるまでに時間がかかったり商

業的な臓器売買が禁止されていたりする国から，臓器移植を求めて渡航する人が後を絶たなかった。まさに臓器移植は無規制状態での医療ツーリズムの先駆けだということもできるだろう。

　じつは，本論が論じる生殖医療にかんしても，インドにおいてはこの臓器移植がたどった経緯とかなりの類似がみられるのである。インドでは近年になるまで，生殖医療を規制する実質的な法律は存在しておらず，他国では禁じられているような，商業的代理出産，精子・卵子の売買，第三者の精子・卵子を用いた体外受精などが，広く行われてきた。統括する省庁もなく，統計では明らかではないが，インドは，2000年以降，代理出産の世界的なハブとして，年間1000人もの代理出産子が生まれているとされるほど，国内外の依頼人を引きつけてきたのである。そもそも，これまで生殖医療を規制する法案がなかったと述べたが，商業的代理出産を具体的なレベルにおいて容認するガイドラインは作成されており，むしろインド政府は，現行の生殖医療の実践を容認したうえで，よりトラブルやリスクの少ない方向へと誘導しようとしていたきらいもある。こうしたインド政府の姿勢は，代理出産を禁止する多くの国からすれば，代理出産にたいして野放しの無責任な状態と映り，一方，代理出産が自国で認められていない，あるいは実施されていない国の不妊患者にとっては，インドは代理出産が自由に行われる国だと考えられてきた。

　筆者が2009年と2011年に調査をしたグジャラート州の生殖医療クリニックでは，世界30カ国を超える依頼人が訪れており，半年以上先まで予約がとれないという盛況ぶりであった。その多くは，欧米などの先進国やアジアの富裕層で，インドを選んだ理由は，自国では代理出産を依頼することが難しいということのほかに，欧米に比べて3分の1程度の値段で依頼することができるという経済的理由もあげられる。筆者がクリニックで会った日本から来ていた夫婦は，ごく普通の会社員の世帯だと言い，インドだから代理出産を依頼することが可能だった，と語っている。代理出産を引き受けるインド女性たちは，地域やクリニックによっても異なっているが，およそ30〜70万円程度の報酬を得ており，それは世帯収入が月1万円に満たない彼女たちにとっては，大きな金額だとされているのにた

いして，インドにやってくる先進国の依頼人にとっては，リーズナブルなものだと考えられているのである。

　また，卵子も，ドナーの属性にもよるが，5〜10万円程度で手に入り，先進国とは比べものにならない値段である。こうした南北格差を背景として成立する生殖医療ツーリズムにたいしては，強い批判もあがっているが，病院や医師たちはこれを，子どもが欲しい依頼人，経済的に困窮している代理母の双方に利益がある「ウィン−ウィン」の状況だとして，貧困女性の搾取だとする批判にたいして反論してきた。

中東からの依頼者

　生殖医療を利用するためにインドを訪れる中東地域からの依頼者は，欧米やアジア諸国からの患者に比べて，それほど目立った存在というわけではない。中東地域はエジプトやUAEをはじめとして，生殖医療が盛んなので，自国や近隣諸国で治療を受けるという選択肢がある程度存在しているからであろう。だが，そのなかで，もっとも特徴的な集団が，イスラエルからのホモセクシュアル・カップルである。イスラエルは，人口力学的な経緯から，世界でも例をみないほど国をあげて生殖医療が推進されており，イスラエル国民であれば，子どもが二人生まれるまでは体外受精が無制限に保険適用されるなどの支援が充実しているうえ，代理出産も公的に認められている。ちなみに，イスラエルは中東地域のなかでもゲイ・フレンドリーな社会であることを宣伝しており，イスラエル第2の都市テル・アビブは2011年にはインターネット投票でニューヨークをおさえて，ゲイ・フレンドリーな都市世界第1位に選ばれているほどである（Hartman 2012）。しかし，ホモセクシュアル・カップルには代理出産の利用が認められていないので，子どもを希望するカップルの多くが，インドにやってきていた。ムンバイやベンガルールなどの大都市には，ヘブライ語での案内がなされているような，イスラエルのホモセクシュアル・カップルの御用達ともいえるクリニックもあった。2007年から2012年の6年間で，313組のイスラエルのカップルが海外で代理出産を依頼したといい，その

うちの大半はホモセクシュアル・カップルによるもので，おもな渡航先がインドだとされている（Harris 2015）。

　インドでは結婚した夫婦には子どもが生まれることを当然だとする強い規範があり，不妊は大きな不幸・災難であるとして，子どものいない女性は憐憫の対象となるとともに，しばしば，豊穣儀礼や通過儀礼といった親族の集いからの排除や忌避が行われている（松尾 2013）。そのため，代理出産を含む生殖医療の利用も，子どものいない夫婦にとっては必要なものとして広く受け入れられる傾向にある。だが，ホモセクシュアル・カップルとなると，話は別である。インドには今日に至るまで，同性愛にたいする強い社会的反発や抵抗がある。また，英植民地期の 1860 年に成立し，今日まで受け継がれているインド刑法では同性愛は「異常な性愛行為」として，刑罰の対象となっている。そのような社会状況において，おもに外国人を主体とするホモセクシュアル・カップルが，インドで代理出産を行っているということは，一般的な市民感情として否定的にとらえられがちで，受け入れられ難いものであった。また，筆者がムンバイで話を聞いた代理母も，そもそも自分の依頼人がホモセクシュアル・カップルであるということは知らされていなかったり，知らされてから大きな戸惑いを覚え，知っていたら断っていたかもしれない，と言っていたりするように，当事者にとっても複雑な様相を呈していた。

　こうした急増するホモセクシュアル・カップルと社会的な反発をもとに，2013 年にインド政府は，代理出産を依頼することができるのは，2 年以上の結婚歴をもつ異性愛カップルに限るという規制を出し，内務省がビザの発給を停止するなどの措置をとったことから，ホモセクシュアル・カップルがインドで代理出産を依頼することは不可能となった。それ以前から，ホモセクシュアル・カップルの依頼を規制する動きは，政府のガイドラインに沿うかたちで代理出産の行動基準を独自につくってきたような病院では自主規制というかたちで行われていた。とはいえ，インドでもっとも初期の頃から代理出産を手がけ，年間 100 人を超える代理出産子が生まれている世界的に有名なクリニックでは，ホモセクシュアル・カップルの依頼は断っていると言っていたが，男女ともに独身の依頼者もおり，その境界

線は極めて曖昧であった。ムンバイのように競争の激しい地域では，仲介者と結びついた中小クリニックが，あえてイスラエルのホモセクシュアル・カップルに特化することで，顧客専門性を高めていたと思われる。しかし，それが政府により全面的に禁止されたことで，イスラエルを含む海外依頼者の利用は終焉を迎えた。

さらなる規制へ

ホモセクシュアル・カップルへの規制が行われることによって，中東地域からの依頼者は大幅に減少したものの，依然として在外インド人を含む外国人による代理出産の依頼が続けられてきたなか，2015年11月にインド政府は突然，外国人，インド人に限らず，インド国内での商業的代理出産の全面的禁止を発表した（無償の代理出産は認可）。これまでのガイドラインを遵守してきた多くの医療関係者，クリニック，そして患者にとってはまさに寝耳に水ともいえる方向転換なのだが，それにはいくつかの要因が関係していた。まず，同年にタイで相次いで起こった，オーストラリアからの依頼人による障がいをもって生まれた子どものひきとり拒否事件や，日本人独身男性が代理出産によって十数人におよぶ子どもを得ていたという事件が世界的なニュースとなり，商業的代理出産がもつリスクが広く認識されてきたということがある。インドでも，タイと同様のひきとり拒否や代理出産子の無国籍問題などのトラブルが以前から頻発しており，政府としても商業的代理出産を規制する必要性にせまられたのである。また，その前年の選挙で，これまで野党だったインド人民党（BJP）が10年ぶりに過半数を占め与党となり，政権の志向性が大きく変化したことがある。インド人民党はヒンドゥー主義政党とされ，これまで国民会議派が標榜してきたインド独立以来の世俗主義を批判し，ヒンドゥー教にもとづいた宗教的な価値観を，国民統合の象徴としてより重視する立場をとる。こうした保守主義的な新政権の姿勢が，商業的代理出産の全面禁止を導いたといえる。その一方で，無償の代理出産はこれまでどおり認めるという方針は，場合によっては代理出産のアンダーグラウンド化をもたらす可能性も残さ

れている。

　これまで約15年にわたり，ほぼ野放しともいってよいほど自由に行われてきた生殖医療だが，インドでは少なくとも商業的代理出産は禁止され，医療ツーリズムとしての代理出産は行われなくなった。商業的行為から無償行為への転換は，まさに臓器移植がたどった道筋でもある。経済発展を続け，世界でのプレゼンスを高めようとする大国インドにとって，これまで批判の多かった無規制の生殖医療の実践を規制し，グローバル・スタンダードを適用しようとする姿勢の表れとみなすこともできるだろう。そのかわりに，インド（とくにヒンドゥー社会）の伝統的医療であるヨーガやアーユルヴェーダによる「癒やし」（wellness）をインド政府は新たな医療ツーリズムの資源として積極的に売り出すようになっている。今度は，ローカルな社会と抵触しないかたちで，人ではなく「文化」が商品となっているのである。

〔参考文献〕

＜日本語文献＞
松尾瑞穂 2013.『ジェンダーとリプロダクションの人類学——インド農村社会の不妊を
　　生きる女性たち——』昭和堂.

＜英語文献＞
India（Ministry of Tourism. Market Research Division）2014. *India Tourism
　　Statistics 2014*, New Delhi: GOI.
Harris, Trudy 2015. "India to ban booming surrogacy service to foreigners," *The
　　Times of Israel*, 29 October（http://www.timesofisrael.com 内に掲載。2017年2
　　月5日最終アクセス）.
Hartman, Ben 2012. "Tel Aviv named 'world's best gay city' for 2011," *The Jerusalem
　　Post*, 11 January（http://www.jpost.com 内に掲載。2017年2月5日最終アクセ
　　ス）.
Sengupta, Amit 2011. "Medical Tourism: Reverse Subsidy for the Elite," *Signs* 36(2)
　　Winter: 312-319.

第 5 章

イランにおける遺伝性疾患と家族
——結婚とリプロダクションの選択に焦点を当てて——

細 谷 幸 子

はじめに

　中東に多いサラセミアという遺伝性の血液疾患がある。地中海性貧血とも呼ばれるこの病気は世界でもっとも多い遺伝性血液疾患だといわれており，アフリカ，中東，地中海沿岸，南アジア，東南アジアに罹患率が高い「サラセミア・ベルト」が広がっている。本章では，イランにおける生殖医療と家族に関連して，サラセミアという病気をもつ若者たちの結婚とリプロダクションの選択について描きたいと考えている。

　サラセミアという病気には，軽症の遺伝的保因者（以下，保因者と記す）と保因者どうしの夫婦から生まれる重症者がいる。本章で注目するのは，後者の重症型サラセミアの若者たちである。20 年ほど前まで，イランで生まれ育った重症型サラセミアの子どもたちの多くは成人する前に亡くなっていた。現在でも，統計資料が示す中東における重症型サラセミア患者の平均寿命は決して長くなく，32 歳といわれている（Saffi and Howard 2015, 194）。しかし一方で，合併症の予防や治療に関連した医療は日進月歩で発展しており，今後はさらに寿命が延びることが予測されている。筆者の調査中には，40〜50 歳代の重症型の男女のインタビューをする機会もあった。

近年，重症型サラセミアの若者たちは，高等教育を受け，職をもち，結婚して子どもをもつことを視野に入れた人生設計ができるようになった。だが，結婚とリプロダクションにおいては，まだ数々の困難が存在している（細谷 2017b）。重症型サラセミアの男女は不妊症の原因となる症状を抱えていることが多く，また，病気をもって生活することや病気による外見上の変化にたいする偏見や差別もある。さらに，病気の遺伝子を次世代に伝えることに配慮して結婚と出産について考えなければならない彼（女）らにとって，人生の伴侶をみつけて結婚し子どもをもつことは，不可能ではないが決して簡単に選択できることでもない。

　本章では，生殖医療が広く普及した昨今のイラン社会で遺伝性疾患をもって生きる彼（女）らが，結婚して子どもをもち新たな家庭を築くことについてどのように考えているのか，現地調査の結果をもとに掘り下げてみたい。なお，ここでいう「生殖医療」とは，高度な技術を用いた生殖補助医療だけではなく，第二次性徴を促すため，あるいは安全に妊娠，分娩，産褥期を過ごすための薬物療法や，逆に妊娠を回避するために実施する外科手術なども含んでいる。

　以下では，関連する文献から得た二次情報とともに，2014 年 1 月から 2016 年 12 月までの期間に断続的に実施したイランでの現地調査で収集した一次情報を活用する。現地調査は，以下を含んでいる[1]。(1)テヘラン，シーラーズ，イスファハンの病院（サラセミア病棟），輸血センター，サラセミア患者団体での参与観察と，これら 3 都市におけるサラセミアにかんする専門家と患者，患者家族を対象としたインタビュー，(2)イスファハンのサラセミア病棟に輸血に通う患者 51 人を対象にした質問紙調査。

I　イランにおける結婚とリプロダクション

結婚とリプロダクション

　イランでは，結婚し子を産み育てることに高い価値がおかれている。子

どもは神からの授かり物で，結婚，妊娠，出産と子の養育はイスラームを
信仰する者にとって重要な宗教的善行ともいわれる。結婚，離婚，子の養
育権や親権の法的な位置づけは日本と異なっているが，結婚とリプロダク
ションに関連した複雑な状況の全容を法的な根拠も含めて詳述することは
できないので，以下ではごく簡単に，近年話題になっている変化について
紹介する。

　イランの法定最低結婚年齢は，男性 15 歳，女性 13 歳で，結婚には父親
の許可が必要である。2011 年の平均初婚年齢は，男性 26.8 歳，女性 23.5
歳で，トルコやサウジアラビアより低いが，女性はエジプトより高い（巻
末付録表付-1 参照）。民法で男性は 4 人まで妻帯できるとされているが，イ
ランで複婚をする男性は少ない（Schneider 2016）。また，イランで多数派
を占めるシーア派では一時婚（イスラーム法の手続きに法って交わされる期
間を定めた結婚契約）を認めている。刑法では婚姻関係にない男女の性交
渉を姦通罪としている。

　イランでは 1990 年代以降，急激に出生率が低下し，1986 年に 7.1 だっ
た合計特殊出生率は 2011 年に 1.6 となった（Erfani 2015,36）。これは
1980 年代後半から政府主導で推進された家族計画によって，既婚女性の
あいだで避妊法が普及したことにともなって起きた変化だと考えられてい
る（Aghajanian and Merhyar 1999,100）。さらに，初婚年齢の上昇と婚姻率
の低下，離婚率の上昇もみられている。イラン政府は，これらの変化をイ
ランの家族が直面している危機的状況ととらえ，2012 年からは若者の結
婚と出産を奨励する政策を展開している（Gholipour and Farzanegan
2015,109）。

　一方，性規範や結婚相手の選択の変化から夫婦のあり方を問う議論もみ
られる。1979 年のイラン革命後，公的な場での女性のベール着用と男女
隔離が義務化されたイランでは，結婚していない男女が結婚前に親密な関
係性を築く機会は多くなかった。しかし，近年ではソーシャルメディアの
普及によって，家族の目が届かないところで若い男女が親しくなり，結婚
前に性交渉をもつことが可能になっていると危惧する人たちもいる
（Khalajabadi-Farahani 2015）。また，両親が選んだ相手ではなく，自分で選

んだ相手と結婚したいと主張する若者が増えたという報告もある（Aghajanian 2013, 121）。テヘランのような大都市では，婚姻関係（一時婚を含む）を結ばずに同棲生活を送る若いカップルの存在が話題となった（Mostaghim and Parvini 2015）。

だが，結婚や家族にかんする価値観は，大きく変化していないとする専門家もいる。たとえば，イラン北部の調査によると，15歳から49歳の女性880人のうち，両親や家族のはからいや見合いによる伝統的な結婚ではなく，自分が選んだ相手と結婚したという女性は11.1％にすぎなかった（Taghizadeh et al. 2017）。さらに，以下のような指摘もある。結婚の時期が遅くなったとはいえ，イランの平均初婚年齢は周辺諸国の指標に比較して決して高くない。また，子どもをもつ女性が家庭の外で働く割合は依然として低く，夫婦が自ら望んで子どもをもたない選択をすることはめったにない。結婚の約3割を占める親族婚も減っておらず，いまでも拡大家族を含めた親族間の関係性は人々の社会生活の基盤となっている（Abbasi-Shavazi et al. 2009）。

不妊と生殖補助医療

初婚年齢の上昇や出生率の低下は，人口政策・家族政策上の問題としてだけでなく，不妊［nā-bār-varī］との関連を議論するなかでも，その対策が検討されてきた。世界保健機関（WHO）が採用している不妊症の医学的定義とは，「避妊することなく男女が通常の性交を継続的に行っているにもかかわらず，1年のあいだ臨床的妊娠の成立をみない生殖器系の病状」（Zegers-Hochschild et al. 2009, 1522）を指すが，約2割のイラン人女性が，結婚生活でひとり目不妊を経験していると見積る研究者もいる（Kazem and Ardalan 2009, 216）。

イランでは，スンナ派が多数派の近隣国より生殖医療技術にたいする寛容な指針が出されており，精子・卵子の提供による非配偶者間の体外受精，提供胚の移植，代理出産，着床前診断による男女産み分けも可能となっている。生殖補助医療の主となる体外受精（in vitro fertilization: IVF）が可

能なクリニックの数は年々増加し，2016 年の資料ではイラン全国に 62 施設あると報告されている（巻末付録表付-1 参照）。生殖補助医療センターとして中東最大の規模をもつテヘランのロウヤーン研究所は，年間約 1 万人の患者が研究所のクリニックを受診し，約 40％の成功率を得ていると報告している（Rousseau 2014, 644）。

　これまで生殖補助医療は美容整形と同様「病気の治療」とみなされず，全額自己負担の自由診療とされていた。しかし，現在は不妊が身体機能不全のひとつとして考えられるようになり，2016 年からは国立病院であれば費用の 85％ を国が補助すると報道された（Iranian Student News Agency 2016）。また，生殖補助医療を提供しているクリニックには，半官半民の組織として治療費を安く設定しているところもある。1 回の IVF にかかる費用は公立のクリニックと民間営利のクリニックとで大きく異なっており，2008 年の文献では約 800 ドルから 4000 ドルだと推算されていた（Abbasi-Shavazi et al. 2008, 18）。貧困層には治療継続が難しい金額だが，場合によっては親族が車や家財道具を売って資金援助をすることもあるようだ。

　以上をふまえてイランの結婚とリプロダクションに関連した変化を大まかに把握するとすれば，次のようになるだろう。すなわち，出生率の低下や初婚年齢の上昇，婚姻関係にない男女の同棲を容認する状況など，結婚とリプロダクションをめぐる選択には種々の変化がみられる。しかし，その根底には，結婚は家族の意向を重視した選択で，婚前・婚外の男女間の性関係は重罪だとする位置づけがある。子の数は 7 人から 2 人になっているかもしれないが，子を生み育てる価値を重んじる家族観は維持されている。結婚して子どもをもたない（もてない）状況にある夫婦に付与されるスティグマもなくなっておらず，不妊夫婦を対象とした医療が広く受容されている状況がある。

Ⅱ　重症型サラセミア出生「予防」プログラム

本章の議論の範囲

　重症型サラセミアの若者たちの結婚とリプロダクションは，重症型サラセミア患者の出生「予防」政策を無視しては論じることができない。サラセミアの保因者どうしが結婚して妊娠した場合，4分の1の確率で重症型の子どもが生まれる（図5-1-1）。1970年代に，サラセミアの罹患率が高かったキプロスで保因者のスクリーニングと出生前診断，罹患胎児の人工妊娠中絶による重症型出生「予防」政策が始まり，出生数が激減した。この状況を受け，1990年代から中東の各国でも同様の重症型サラセミア出生「予防」プログラムが導入されるようになった。

　サラセミアの保因者人口が多いイランでは，1997年から全国でサラセミアの婚前保因者スクリーニングが義務化され，保因者どうしのカップルの妊娠で胎児が重症型と診断された場合，人工妊娠中絶も許可されることになった。この状況下で重症型サラセミアの男女が結婚相手を選択するとき，自分と相手とのあいだで妊娠，出産，子育てが可能かどうか医学的見地から検討し，遺伝形式をふまえたうえで決断することが求められる。ここで忘れてはならないのは，彼（女）らと同じ遺伝的特性をもった重症型の子は出生を「予防」されるべきだと政策によって位置づけられている点である。

　重症型サラセミア出生「予防」プログラムは，ある特定の遺伝性疾患をターゲットにした国の政策である。したがって，この政策と優生思想との関連を連想する人がいるかもしれない。望まれない特徴をもつ子の出生を「予防」するために，その遺伝形質をもつ人々の生殖行動を国がコントロールし子孫を減らそうとすることを「消極的優生学」と呼ぶ（Miller-Keane and O'Toole 2005）。これは，好ましい遺伝的特質をもった人の子孫を増やそうとする「積極的優生学」と対をなす概念で，両者ともに，その倫理を問う議論が展開されてきた。これは遺伝性疾患をもつ人たちの選択

の自由に関連した議論や，障害や疾病をもって生きる自由，あるいは障害や疾病をもつ胎児の人工妊娠中絶をめぐる母親の意思決定の自由についての倫理的議論ともかかわっている。

　しかしながら本章では，重症型サラセミア出生「予防」プログラムと優生思想の関連や，重症型サラセミアの子が病気をもって生きる権利にかんして，イラン国内外の倫理的議論から検討することはしない。また，保因者の男女が重症型サラセミア出生「予防」プログラムとの関連で，自分たちの結婚と妊娠・出産をどのように理解し，選択しているのかについても詳しく論じない[(2)]。これらは別稿に譲ることとし，ここでは，保因者の夫婦から生まれた重症型サラセミアの若者たちの結婚とリプロダクションの選択に焦点を当てたいと考えている。

イランの医療の状況

　人口約8000万人を擁するイランは，経済発展水準としては中所得国と位置づけられており（1人あたりGDP約6110ドル），平均寿命は76歳，出生1000対乳児死亡13.4，出生10万対妊産婦死亡23（巻末付録表付-1）となっている。1979年のイラン革命後，農村部の開発事業の一環として末端の小村までをカバーするプライマリ・ヘルスケアのネットワークが整備され，これが母子保健水準の向上や家族計画の推進に寄与してきた。近年では，ロウハーニー大統領主導のもと国民皆保険の達成を目標とした政策がとられ，医療への平等なアクセスを実現する努力がなされている。

　生殖補助医療を提供する医療機関や輸血センターを含め，病院やクリニックは都市部に集中している。テヘランやイスファハン，シーラーズ，マシュハドのような大都市には，公立の医療施設だけでなく，慈善団体や民間団体が運営する医療施設が多数存在し，高度専門医療を含めた種々のサービスを提供している。現在，国民の9割は何らかの医療保険に加入していると報告されている（Mehrdad 2009.71）。しかし，医療保険でカバーされない自由診療の領域が大きいため，同様の治療を受けた場合でも医療施設によって患者の自己負担額が異なる。一般的に，富裕層は大都市の民

間病院を，農村部居住者や貧困層は近隣都市部の公立病院を利用している。

重症型サラセミアの症状と治療

サラセミアは，ヘモグロビン生成異常を起こす遺伝性疾患である。重症型サラセミアの患者は正常なヘモグロビンをつくることができず重篤な貧血症状を示すため，生涯にわたって定期的な輸血が必要となる。輸血をくりかえすと体内に余分な鉄が蓄積し，これが種々の合併症の原因となることから，幼少時に体内の蓄積鉄を除去する鉄キレート療法を始め，これを生涯継続しなければならない。

1930年代にイギリス人の小児科医がサラセミアという疾病の原因を同定したとき，多くの患者は6歳ほどで死亡していた。しかし，血液バンクの普及や輸血療法の発展，鉄キレート剤の改良，合併症治療の進歩にともない，重症型サラセミアの患者の平均寿命も延びた（Cowan 2008, 181-197）。

現在，重症型サラセミアの根本的治療法は骨髄移植以外にない。だが，適合ドナーがみつからないこともあるし，経済的，技術的に難しい地域もあり，骨髄移植は全例に適用できる治療法ではない。重症型サラセミアの合併症・随伴症状として，性腺と生殖器の機能不全による不妊症のほか，顔面や頭部の骨の変形，低身長，糖尿病，骨粗鬆症，心機能や腎機能の障害，手脚の痙攣や痛み，輸血によるC型肝炎の感染や，肥大した脾臓を摘出した場合の免疫力低下や血栓症などが起こりやすい。しかし，これらは適切な治療と自己管理によって，最小限に食い止めることができる（Cappellini et al. 2014）。

イランでは現在，定期的な輸血を必要とするサラセミア患者にたいしては，輸血用血液製剤と鉄キレート剤（イラン製のジェネリック薬）が無料で提供されている。医療保険の種類によっては，上述した合併症の治療もほぼ無料となる。現在のイランでは売血ではなく献血が一般的で，輸血用血液製剤のほとんどが国内の献血で得た血液から精製されている。過去に血液製剤を介したHIVやC型肝炎の感染が社会問題となったことがあり，

輸血用血液製剤の品質も改善されてきた。

　中東諸国のなかには，患者か家族が自ら同じ血液型の親族などを連れて病院に行かなければ輸血ができない国や地域もある。また，ジェネリック薬品の生産が可能な製薬会社が国内になく，欧米の製薬会社から高価な薬剤を購入しなければ治療ができない国もある。こうした他国の状況を考えると，イランでは患者にたいして比較的恵まれた治療環境が提供されていると考えていいだろう。

出生「予防」プログラムの実施と「成功」

　イランは重症型サラセミア患者の人口がもっとも多い国のひとつで，現在，イラン国内に約2万人から2万5000人の重症型サラセミア患者と300万人の保因者がいると推算されている（Ghotbi and Tsukatani 2005,309; Abolghasemi et al. 2007）。

　重症型サラセミアの患者が生きていくためには，継続的に医療的ケアを受けることが必要となる。患者の寿命が延びれば，ひとりの患者にかかる医療費も増加する。イランで治療を受けている重症型サラセミアの患者の90％が10代後半まで生きるとすると，重症型サラセミアの出生「予防」プログラムを実施せずに患者数が増加した場合，将来的には重症型サラセミアの治療だけで年間約7億ドル（約800億円）の医療費がかかると予測されていた（Ghotbi and Tsukatani 2005,314）。医療経済の観点からして，重症型サラセミアの出生「予防」は，その対策が徹底されなければならない喫緊の課題だった。

　イランの重症型サラセミア出生「予防」プログラムは，1992年に保因者人口が高いイラン北部の一部地域で婚前保因者スクリーニングとして始まった。スクリーニングでカップルの男女双方が保因者だとわかった場合，結婚を再考するようカウンセリングが行われた。保因者どうしのカップルの約5割から9割が婚約を解消する地域もあったが（Strauss 2009,370; Ghotbi and Tsukatani 2005,315），一方で，重篤な病気をもつ子を産む可能性があるといわれても結婚する保因者どうしのカップルもいた。

結婚した保因者どうしの夫婦は，重症型サラセミアの子の出産を避ける
ため，妊娠に際して出生前診断と重症型サラセミアの胎児の人工妊娠中絶
を望むようになった（Fallah, Samavat, and Zeinali 2009,1285）。だが，その
当時，イランでは母親の命を救うことを目的とする以外の人工妊娠中絶を
禁止し重刑を科していたことから，母親たちが不法の人工妊娠中絶を行う
例が絶えなかった（Abbasi ,Gooshki, and Allahbedashti 2014,75）。

　人工妊娠中絶にかんして[3]，イスラームの諸学派は異なる見解をもって
いるが，全能の神の創造物である胎児は出生前にも生きる権利をもち，そ
の命を奪うことは刑罰の対象となるという点では一致している。胎児は
「魂が吹込まれる」時点を境に完全な人間になると考えられ，以降は人工
妊娠中絶を殺人とし，例外的にも認めないとする見解が多数派である。
シーア派では，胎児に魂が宿る時期を妊娠4カ月とし，妊娠継続が母親の
生命の危険につながる場合，妊娠4カ月までなら人工妊娠中絶を許容する。
それ以降の人工妊娠中絶はいかなる場合も禁止行為である。これらの見解
を受けて，当時のイランでは人工妊娠中絶を受けた母親にも重刑が科され
ていた。

　こうしたなか，一部の専門家や当事者が，違法手段で重症型サラセミア
の胎児を人工妊娠中絶する母親の健康被害を深刻な社会問題だと認識する
ようになった。彼らの要請を受け，1996年，当時保健省の大臣だったマ
ランディ氏から最高指導者あてに，重症型サラセミアに罹患した胎児の人
工妊娠中絶についてイスラーム法の合法性を問う質問書が送られた。翌年
の1997年，最高指導者ハーメネイー師が質問書に答えるかたちで，「母親
と国の負担を軽減するために」該当する胎児の妊娠の中絶を合法とする
ファトワーを発行した。このファトワーは，障害や疾病をもつ胎児の人工
妊娠中絶を妊娠4カ月までに限って許可する「治療的人工妊娠中絶法」
（2005年成立）の議論の基盤ともなった。

　以上のような過程を経て，婚前保因者スクリーニングを義務化し，保因
者どうしが結婚した場合の出生前診断と人工妊娠中絶を許可することによ
り，重症型サラセミア出生「予防」プログラムがイラン全土で展開される
ようになった。報告によると，このプログラムの実施によって，1996年

から 2001 年までのあいだに 270 万組のカップルがスクリーニングとカウンセリングを受け，年間の重症型サラセミアの出生数は予測された数値から 7 割減少した（Saniei et al. 2008,268）。こうして，イランのプログラムは，人口規模の大きい国としてはほかに類をみない「成功例」として紹介されるようになった。

Ⅲ　重症型サラセミアの男女の結婚とリプロダクション

子への遺伝の可能性

　イランの重症型サラセミア出生「予防」プログラムの全国的な展開は，サラセミアの保因者だけでなく，重症型サラセミアの人々の生活にも大きな変化をもたらした。以下では，生殖医療との関連から，重症型であり出生「予防」の対象ともなっている重症型サラセミアの人々の結婚と妊娠，出産，子育てにたいする考えや選択を中心に状況を記述する。

　重症型サラセミアのおもな死因となる合併症や随伴症状の診断と治療は日々進歩しており，出身地区や年齢によって過去に受けることができた治療が異なっている。それら外的要因によって，外見上の特徴や寿命，合併症のひとつである不妊症状の発現状況にも大きなちがいがみられる。重症型サラセミアの男女の結婚と妊娠，出産が現実的な選択として検討され，医療者からも注目されるようになったのは，比較的最近の出来事である。つまり，治療の進歩によって彼（女）らの寿命が延び，不妊症状の発現が予防され，さらにもっとも患者数の多い世代が平均初婚年齢の周辺に達した近年になって，はじめて彼（女）らの結婚とリプロダクションの可能性と問題点が可視化されるようになった。

　イランに住む重症型サラセミアの男女の平均寿命は明らかにされていないが，年長者の世代では若くして亡くなった人も多い。また 1997 年のサラセミアの婚前保因者スクリーニングの義務化以降に生まれた若年者は，出生数が徐々に減少している。こうした状況を考慮し，2004 年にイラン

で実施されたサーベイを元に推測すると（Abolghasemi et al. 2007），現在のイランの重症型サラセミアの人口のピークは，イランの平均初婚年齢に近い24歳から32歳頃にあると考えられる。その前の世代も後の世代も，同じ病気をもつ者の人口は少ない。

　彼（女）らが結婚相手を選ぶ場合，遺伝的な特質から次世代に病気が受け継がれる可能性を考慮しなければならない[4]。重症型サラセミアの出生「予防」政策がとられているイランで，医療者と家族から推奨され「よい結婚」とされるのは，「健常［sālem］者」（ここではサラセミアの遺伝子をもたない者）をパートナーとした結婚である。その場合，重症型サラセミ

図5-1　サラセミアの遺伝形式

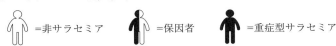

5-1-1　保因者どうしのカップルと子

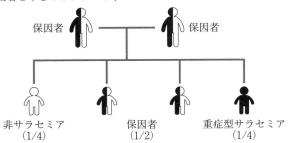

5-1-2　非サラセミア（健常者）と重症型サラセミアのカップルと子

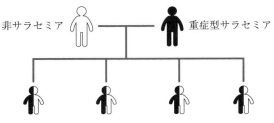

すべての子が保因者になる

（出所）筆者作成。

アの個人が男性であっても女性であっても，二人のあいだに生まれる子ど
もはすべて保因者となり，重症者は生まれない（図 5-1-2）。

　つぎに，保因者の人口が多く親族婚が好まれるイランでは，重症型サラ
セミアの個人が保因者の相手と結婚を考えることもあるかもしれない。そ
の場合，二人のあいだに生まれる子が重症型になる可能性は，各妊娠にお
いて 2 分の 1 の確率である（図 5-1-3）。したがって，妊娠した場合は出生
前診断を受ける必要がある。胎児が重症型サラセミアであると診断された
場合は，人工妊娠中絶を選択することができる。

　さらに，イランの重症型サラセミアの若者は，同じ重症型サラセミアの

5-1-3　保因者と重症型サラセミアのカップルと子

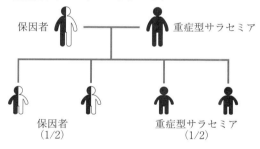

5-1-4　重症型サラセミアどうしのカップルと子

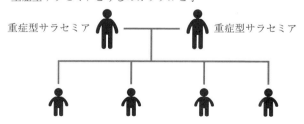

すべての子が<u>重症型</u>サラセミアになる

人物を結婚相手として選ぶこともできる。だが，重症型サラセミアどうしの結婚では，生まれる子どもは100％の確率で重症型となるため（図5-1-4），これは「悪い」結婚だとされている。重症型サラセミアの男女が結婚した場合，夫婦のどちらかが避妊手術をすることが強く推奨されている。これは強制ではない。だが，筆者が調査を実施したイスファハンの重症型サラセミアの男性たちは，重症型サラセミアの女性と結婚する場合，自分たちが精管結紮術（精液を送る精管を縛る男性避妊手術）を受けることが義務 [*ejbārī*] だと考えていた。

結婚・妊娠・分娩の困難

　重症型サラセミアの男女にとって結婚相手の選択とは，将来子どもをもつかもたないかの決断でもある。次世代が重症型になることを心配せずに子どもを生むことを望むなら，健常者のパートナーと結婚をしなければならない。だが，さまざまな身体症状をもつ重症型サラセミアの若者たちにとって，結婚や妊娠，出産は容易ではなく（Cappellini et al. 2014,158-166），健常者のパートナーをみつけることも簡単ではない。

　まず，成長発達の段階で性腺の発育に障害が起こる，あるいは性器の未成熟，糖尿病などの合併症の影響によって，男女とも妊孕力に問題を抱えている人がいる。性ホルモン補充療法による不妊症の予防対策が充実して少なくなったとはいえ，女性では無月経や無排卵，男性では無精子症，勃起不全症と診断される人もいる。女性の場合は合併症の糖尿病や心臓，腎臓の機能障害などによって妊娠の継続が困難なこともあるし，出産後の体調管理が難しく，まれに命を落とす場合もある。イランでは，結婚をして子どもを産み育てることに高い価値がおかれているため，不妊症状をもつ可能性が高い重症型サラセミアの男女は，健常者から理想的な結婚相手としてみてもらえないという問題がある。

　二つ目に，慢性疾患をもつ者の生活にたいする偏見や無理解が，健常者との結婚を難しくしている。婚前保因者スクリーニングの普及によって，一般の人もサラセミアにかんする情報にふれる機会が増えている。また，

重症型サラセミアの患者の平均寿命は延びており，高等教育を受けた者も少なくない。だが，いまでも，重症型サラセミアは早死にする重篤な病で患者は療養しているだけと勘違いしている人たちがいる。本人どうしは結婚を望んでいたとしても，家族に偏見をもっている人がいて結婚に反対することがある。

　さらに，重症型サラセミアの合併症として，頭や顔の骨の異形成，低身長などがある。外見上の特徴にたいするいじめやからかいの対象になった経験が自己評価の低さをまねき，結婚に積極的になれない要因のひとつになっているかもしれない。くわえて，就職に際する差別は厳しく，かりに仕事があっても生活に十分な収入を得られるとは限らない。子どもの頃からさまざまな症状を抱えていた場合，両親は過保護になりがちで，これも結婚の障害となっている可能性がある。

　重症型サラセミアの若者たちにかかわる調査をしていると，実際の彼（女）らの生活感とかけ離れた偏見に驚かされることがある。たとえば，質問紙をペルシャ語に訳した際，ペルシャ語の校閲をしてくれたイラン人女性が，「質問内容が失礼だ」と怒ってしまったことがあった。彼女によると「病気をもっている彼（女）らに結婚の選択肢などない」のだから，"あなたにとって結婚相手を選択するうえで大事な点は何ですか"という質問は，あり得ないことを聞いているという意味で非常に失礼で，質問紙に入れるべきではないということだった。

　慢性的な症状や一生涯続く治療と付き合う毎日を送っていて，さらにこうした社会からの偏見や差別があるにもかかわらず，重症型サラセミアの若者たちは家族から健常者の価値観を基準とした「普通」の生活を送ることを期待される。健常者と同じように学校に行き，仕事をもち，結婚して子をもうけ家族をつくる「普通」の生活を送ることへの憧れや期待は，本人や家族だけでなく，医療者や地域のサラセミア・コミュニティ，あるいは国際的な患者団体などでもみられる。

　たとえば，世界に患者とその家族，医療者を中心としたメンバーをもつ国際サラセミア協会の年次大会では，さまざまな発表や行事のなかで，重症型サラセミアの「成功者」が称賛される。成功者とは，毎日の服薬や体

調管理を子どもの頃から継続し，その結果として外見上の変形が軽度で合併症もなく，高等教育を受けて専門職につき，健常者のパートナーと結婚し，子どもを生み育てているという特徴のいくつか，あるいはすべてをもっている。これらは，いずれも重症型サラセミアの若者たちがめざすべき目標として扱われている。

結婚相手の選択

イランの文脈において，「よい」相手（健常者）と結婚し子どもをもつことは，重症型サラセミアの男女にとって非常に重要な「成功」の象徴であろう。しかし，これは実現不可能ではないが，全員にとって容易に達成できることでもなければ，全員が望むことでもない。なかには「悪い」結婚とされても，あえて重症型サラセミアの伴侶を選ぶ人もいる。

だが，この選択は調査結果に現れないこともあるようだ。たとえば，イラン北部で重症型サラセミアの患者の結婚とリプロダクションを追った研究（Zafari and Kosaryan 2014, 1979-1980）によると，345 人の重症型サラセミア患者のうち，重症型サラセミアのパートナーと結婚していたのは 2 組のみだった。筆者がイスファハンとシーラーズのサラセミア・コミュニティで実施したフィールドワーク中に見聞きした状況から考えると，この数値は少なすぎるように思える。

上記の調査が行われたイラン北部の地域とイラン中部，西南部に位置するイスファハン，シーラーズとでは，文化的な差異もあるかもしれない。だが，結婚を希望していたにもかかわらず家族の許しがもらえず，実際に結婚はしなかった重症型サラセミアの男女がいたかもしれない。重症型サラセミアの若者に限らず，結婚にかんしては両者の父親の許可が必要である。雇用差別もあるなかで，重症型サラセミアの若者は家族の支援なしに生活をするのが難しく，結婚に際しても，家族（おもに父親）の意見が色濃く反映されていることが容易に想像できるからである。それは，イラン北部の調査対象者の男女の 9 割前後が父親の経済的支援を受けて生活していた点からも推測できる（Zafari and Kosaryan 2014, 1980）。

　ここで，筆者が2016年にイスファハンのサラセミア・センターに輸血に訪れた重症型サラセミアの男女51人を対象に実施した質問紙調査の結果を紹介したい（表5-1）。この調査は，調査助手として同行した重症型サラセミア男性のSくん（20歳代）と筆者の2人で輸血中の対象者一人ひとりに趣旨を説明し，その場で質問を受けたり，簡単に話を聞いたりしながら質問紙に答えてもらう方法で実施された。

　調査対象者は18歳から49歳までの51人（男性25人，女性26人），年齢の中央値が27歳，33人が独身で，18人が既婚者だった。24人が結婚はとても重要と答え，22人が結婚はそれほど／まったく重要ではないと回答した。一方，子どもをもつことについては，22人がとても重要とし，26人がそれほど／まったく重要ではないと答えた。20人が現在，あるいは過去に，不妊症予防のための性ホルモン補充療法を受けていた。既婚者18人のうち10人が健常者と結婚していて，うち4人に子どもがいたが，6人にはいなかった。8人が重症型サラセミアと結婚していた。興味深いことに，「重症型サラセミアの相手と結婚を考えたことがありますか」という質問にたいしては，25人が「ある」と答えていた。

　以上の数値から，調査対象者にも不妊の問題はあるが，健常者だけでなく重症型サラセミアの異性も結婚相手として考えられていることがわかる。

　重症型サラセミアの人々は，罹患率の高い国々だけでなく，移民を受け入れてきた北欧や北米の国々にも居住しているが，国によっては重症型サラセミアどうしの結婚が現実的な選択肢として考えられていないところもある。たとえば，アメリカのように相対的に患者数が少ない国では，自分以外の重症型サラセミアの異性と出会う確率は少ない。あるいは，輸血さえ十分にできない低開発国では，重症型サラセミア患者の寿命が短く，結婚生活を送る年齢に達することが想定しにくい環境にあるかもしれない。一方で筆者の調査によると，少なくともイランとトルコでは，結婚には至らないかもしれないが，重症型サラセミアの異性を結婚相手として考えることは珍しくない。

　前述したように，重症型サラセミアどうしのカップルは，もし両者ともに子をつくるに必要な身体的条件が整っていたとしても，二人のあいだに

表5-1　イスファハン　重症型サラセミア質問紙回答者基礎情報

(単位：人)

婚姻状態	独身　33		既婚　18	
	男性　18	女性　15	男性　7	女性　11
			健常者と結婚 子あり：4 健常者と結婚 子なし：6 TM と結婚 子なし：7 TM と結婚 寡婦：1	
不妊症状	独身者に聞くのは文化的に不適切		不妊　5	不妊でない　11
			男性 3　女性 2	男性 3　女性 8
学歴	ディプロマ（高校卒）以下　24		准学士（短大）以上　26	
	男性　15	女性　9	男性　10	女性　16
就労状況	就労し収入あり　25		就労していない　26	
	男性　12	女性　13	男性　13	女性　13
結婚は重要か	とても重要　24		それほど／まったく重要でない　22	
	男性　15	女性　9	男性　8	女性　14
子をもつことは重要か	とても重要　22		それほど／まったく重要でない　26	
	男性　11	女性　11	男性　11	女性　15
性ホルモン補充療法	受けていた／今受けている　20		受けていない　27	
	男性　12	女性　8	男性　11	女性　16
必要なら不妊治療を受けるか	受ける　30		受けない　10	
	男性　13	女性　17	男性　6	女性　4
養子縁組に賛成か	賛成　18		反対　9	
	男性　7	女性　11	男性　4	女性　5
TMとの結婚を考えたことがあるか	考えたことがある　25		考えたことはない　24	
	男性　9	女性　16	男性　14	女性　10
TMとの結婚を考えた理由（複数回答）	お互いの痛みがわかる		20	
	楽だから		5	
	出会った人がTMだった		5	
TMとの結婚を考えなかった理由（複数回答）	健康な子どもが欲しい		12	
	自分以外にTMは欲しくない		11	
	両親の反対		4	

（出所）　筆者作成。
（注）　1）　回答者51人（男性25人，女性26人）。年齢（中央値）＝27（18-49）歳。
　　　　2）　TM＝サラセミア・メジャー＝重症型サラセミア。
　　　　3）　無回答・無効回答は記載していない。

できる子は100％の確率で重症型サラセミアとなる。重症型サラセミアの子を産むことは禁止されているわけではないが，周囲から産まないことを強く求められる。それでは，子を産み育てることが社会から強く期待され，幸せの象徴とされているイランで，なぜ自分たちの子をもつことができな

い重症型サラセミアの相手を結婚相手として考えるのだろうか。

Ⅳ　重症型サラセミアどうしの結婚

A さんの選択

30 代の重症型サラセミアの女性で，40 代の重症型サラセミア男性と結婚した A さんは次のように語っている。

> 私はいつも，重症型（サラセミア）の男性と結婚したいと思っていたの。だって，私の状況を理解してくれるのは同じ病気をもった人だけだし，私も夫のことをよく理解できるから。知っているでしょ，夫は気分が悪かったりしても，決して誰かにそれを言ったりしない。でも，私にはわかるのよ。たとえば，彼が黙り込んでいて，冷たい手をしていたら，血糖が下がっている。なつめやしの実をひとつ食べさせたら，彼の体調がよくなる。（こうしたエピソードは）私に自信をもたせてくれる。
> 今まで，3 人，4 人の重症型（サラセミア）の男性が私と結婚したいとプロポーズしてきたのよ。私は嬉しかったけれど，父が反対して結婚できなかったの。父はいつも，もうひとり重症型（サラセミア）の家族を増やすことはない，健常者と結婚して子どもを産みなさいと言っていた。今回は，私，すごく頑張って父を説得したの。父は最終的には許してくれた。それは，いま結婚しなかったら，（女性として結婚するには）年をとりすぎてしまうから。結婚式の日，父は喜んでいなかった。その瞳から，私を許していないとわかったのよ。父はまだ反対している。でも私はいま，夫といっしょにいてすごく幸せなの。

A さんは彼女の父親が重症型サラセミアの男性との結婚に反対した理由を二つあげている。ひとつ目は，一生涯治療を必要とする患者をもうひ

とり家族に加えるべきではないという点で，二つ目は，結婚した夫婦は子どもをもつべきで，そのためにはサラセミアの遺伝子をもたない人と結婚しなければならないという理由である。

　Aさんには重症型サラセミアの弟がいる。30代の二人が生まれた1980年代半ばには，まだサラセミアの婚前保因者スクリーニングは実施されていなかったので，重症型サラセミアの兄弟姉妹が複数いる家族もあった。イラン・イラク戦争（1980～1988年）中から戦後の時期は，輸血用血液製剤も不足しており，鉄キレート剤も十分に入手できなかった。そのような状況で，Aさんの両親は二人の重症型サラセミアの子どもを育て，30代まで生きられるだけの世話をしてきた。その苦労は計り知れない。Aさんの父親が重症型サラセミアの男性との結婚に反対するのは，親として当然の気持ちだったのかもしれない。

　だがAさん自身は，結婚相手について父親とは異なる意見をもっていた。彼女にとって重要なのはお互いを理解しあえる関係性で，それには重症型サラセミアの相手がふさわしいと感じていた。Aさんの重症型サラセミアの弟は，父親の意見を尊重して健常者の女性と結婚した。このことを考慮すると，Aさんは強い意志をもって自分のパートナーに重症型サラセミアの男性を選ぶことを希望していたのだと考えられる。

　　お互いの痛みがわかる関係性

　イスファハンでの調査では，予備調査の結果から抽出した選択肢のなかから，重症型サラセミアの男女を結婚相手として考えた理由，考えなかった理由を選んでもらった（複数回答）。その結果によると，重症型サラセミアの異性を結婚相手として考えなかった理由は，「健康な子どもが欲しい」（12人），「自分以外に重症型サラセミアの家族員は欲しくない」（11人），「両親の反対」（4人）で，これはAさんの父親の意見とほぼ同じ意見だったと考えてよいだろう。逆に，重症型サラセミアの相手を結婚の対象として考えた理由としては，「お互いの痛みがわかる」（20人），「楽だから」（5人），「出会った人が重症型サラセミアだった」（5人）が選択された（表5-

1）。

　回答者のなかには，いままで健常者も重症型サラセミアの人も好きになったことがあるので，どのように答えを記入したらいいのかと筆者に質問に来た男女もいた。つまり，どちらを選ぶかの決断は流動的なものかもしれない。だが，「お互いの痛みがわかる」関係性を求める背景には，健常者が想像するよりも深刻な事情がある。

　重症型サラセミアの若者たちは，普段は活動的な生活を送っている。看護師や医師，薬剤師，ミュージシャン，ジャーナリストとして活躍している人もいるし，大学院で勉学に励む人もいる[5]。調査でも51人のうちの約半数となる25人が収入のある仕事についていた。休日には，普通の若者と同じように，スポーツや旅行，パーティーなどを楽しんでいる。しかし，2〜3週間に一度の輸血，薬の処方や定期の健康チェック，合併症の治療や診察等で，通院には思いのほか多くの時間がとられる。また，鉄キレート剤の持続皮下注射を行っている場合，週に5日間は持続注射用のポンプを装着していなければならない。これらは生きるために不可欠なことだが，夫として，妻としての勤めの遂行に時間的な制約をもたらすことがある。

　貧血による頭痛や倦怠感，免疫力低下による感染，低カルシウム血症による痙攣や痛みなどが頻繁に起こり，時に入院を余儀なくされることもある。さらに，低血糖や不整脈，血栓症や感染など，命の危険を伴う症状の発現の可能性も忘れてはならない。深刻な結果にもなり得るこうした身体症状をもちながら，活発で若者らしいライフスタイルを享受する状況は，重症型サラセミアの人々にとっては当たり前の日常であるが，健常者には想像しにくいところである。また，重症型サラセミアの人たちも，一つひとつの詳細を健常者に説明するのが難しく，健常者に理解してもらう努力をやめてしまうこともある。健常者と結婚したものの，相手が重症型サラセミア特有の生活や症状に理解を示してくれず，治療の継続が困難になって体調を崩す人もいる（細谷2017b）。

重症型サラセミア・コミュニティ

　また，重症型サラセミアの若者たちが集うコミュニティの存在も，「お互いの痛みがわかる」ことを重視する傾向に影響している。重症型サラセミアの子どもたちは，幼児期から輸血を始めるため，物心ついたときから，地域の輸血センターやサラセミア病棟などに定期的に通う仲間たちのあいだで年齢や性別を超えた親しい関係性を築く。輸血や入院に付き添う親たちもお互いを知るようになる。また，地域の慈善家たちは，重症型サラセミアの子どもたちや若者たちを招いて，バス旅行や季節の行事を頻繁に催している。さらに，各地の患者団体が交流事業としてスポーツ大会を開いており，そうした機会に他州の重症型サラセミアの若者たちと親しくなることもできる。

　お互いを思いやる関係性は男女間でもみられ，きょうだいのような付き合いとして続くこともあれば，時に恋愛感情に発展することもある。重症型サラセミアの若者たちの多くは，同じ病気だった近しい人，たとえば，きょうだいや友人，婚約者などの死を経験している。学校や地域の集まりでいじめを受けたり，就職活動に失敗したり，結婚を断られたりしたこともあるかもしれない。こうしたつらい経験も，また不妊といった他人には言いづらい問題も，重症型サラセミアの相手となら，気負わずに話すことができる。

　健常者と結婚し，子をもうけることが理想だといわれていても，重症型サラセミアの若者たちは，必ずしもそれが幸せな生活を約束するばかりではないと思っているようだ。同じ病気をもつ年長者たちの次のような経験は，重症型サラセミアのコミュニティのなかで若い世代にもある程度共有されており，それが彼（女）たちの結婚の選択に少なからず影響を与えている。

　たとえば，20代の重症型サラセミア女性Ｂさんは，合併症もなく，外見上も健常者と変わりがなく，健常者の男性と結婚し妊娠，無事に出産した。だが，出産後に体調を崩して入院してから状況が一変した。彼女の夫

は，B さんの病状が深刻になる可能性もあると理解せずに結婚したため，入院した B さんをみて後悔し，健康な女性と再婚したいと B さんとの離婚を希望した。離婚し，子どもとも引き離された B さんは，失意のなかで治療を中断し，心不全を起こして亡くなった。

　20 代後半の重症型サラセミアの女性 C さんは，重症型サラセミアの男性と相思相愛だったが，両親が反対したため勧められるまま近所に住む健常者の男性と結婚した。相思相愛の相手だった重症型サラセミアの男性は，彼女の結婚にショックを受け治療を放棄し，それが原因で死んでしまった。その後，C さんは夫とのあいだに一児をもうけたが，結婚生活に幸せを感じることができず，離婚協議中だった。

　健常者との結婚より，気心の知れた重症型サラセミアの相手を選ぶ人のなかには，先達たちが直面している困難をみて，あえて結婚という形式にこだわらないカップルもいた。20 代の女性 D さんと 20 代の男性 E くんは両者とも重症型サラセミアで，両方の親が反対するからと無理をして結婚しようとせず，グループ交際のかたちにして付き合いを続けていた。イランでは結婚していないカップルが性交渉をもつことは難しい。だが，結婚や性交渉，子どもをもつことにこだわらず，お互いを気づかい，いっしょに過ごすことに価値をおく関係性を築くこともできる。

　子を生み育てて一人前という社会規範よりも愛情や思いやりを重視する傾向は，彼（女）らが不妊である可能性の高さと関連しているだろう。一方で，老後を生きることを想定しない人生観にも影響を受けている可能性がある。平均寿命が延びたとはいえ，彼（女）らの言動からは，多くが 50 歳を大きく超えて生きることを想定していない様子がうかがえる。子どもを授かっても，その子が成人して家庭をつくるのを見届けられないかもしれないし，老後の面倒をみてもらうことを期待して子どもをもつ必要性も実感されないかもしれない。

V 出生「予防」にたいする考え

質問紙調査の結果

重症型サラセミアどうしの結婚は，決して「健常者と結婚できないから仕方なくする結婚」ではない。むしろ，自分が生きる現実とはそぐわない社会の家族観・結婚観を受け入れることをやめ，自分自身の幸せのために結婚相手を選択しようとする行動として理解することができる。それでは，重症型サラセミアどうしで結婚した場合，その子が100％の確率で重症型サラセミアになるから子どもを生むことができない状況について，彼（女）たちは，どのように考えているのだろうか。あるいは少し範囲を広げて，重症型サラセミアの（つまり自分たちと同じ状況にある）子の出生を「予防」する政策について，彼（女）たち自身はどうとらえているのだろうか。イスファハンの51人の意見をみてみよう（図5-2）。

質問紙では，この点にかんして次のような質問をした。「次の事柄にたいして賛成か反対かを教えてください。(1)重症型サラセミアの出生予防（この文脈では婚前保因者スクリーニングと保因者どうしの結婚の回避を指す），(2)重症型サラセミアの胎児の出生前診断，(3)重症型サラセミアの胎児の人工妊娠中絶，(4)重症型サラセミアどうしの結婚で，（避妊手術として行われる）妻の卵管結紮，(5)重症型サラセミアどうしの結婚で，（避妊手術として行われる）夫の精管結紮」。

上記の質問内容はいずれも，重症型サラセミアの子が生まれないようにする手段についてである。だが，当人が重症型サラセミアである場合，このなかで自分自身の身体に直接的にかかわる選択についての質問は，男女の避妊手術（精管結紮と卵管結紮）のみとなっている。つまり，婚前スクリーニング，出生前診断，重症型サラセミアの胎児の人工妊娠中絶は，当人が保因者の相手と結婚する場合を除いて，自分が選択する問題ではない。これらは，自分と同じ重症型の子を生む可能性がある保因者どうしのカップルの選択に関連している。だからといって，重症型サラセミアの男女が

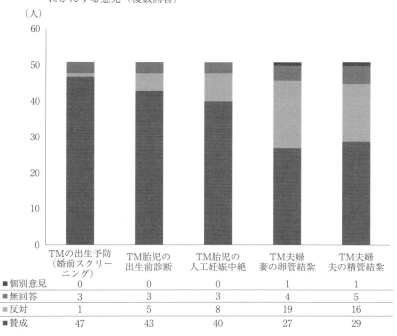

図5-2　重症型サラセミア（TM）の男女がもつ重症型サラセミア出生「予防」
　　　　にかんする意見（複数回答）

	TMの出生予防（婚前スクリーニング）	TM胎児の出生前診断	TM胎児の人工妊娠中絶	TM夫婦妻の卵管結紮	TM夫婦夫の精管結紮
■個別意見	0	0	0	1	1
■無回答	3	3	3	4	5
■反対	1	5	8	19	16
■賛成	47	43	40	27	29

（出所）　筆者作成。
（注）　回答者 51 人。

　これらの質問を自分にかかわりがない一般論的な質問として受け止めるわ
けではない。言うまでもなく，彼（女）らにとって一番身近な保因者どう
しの夫婦は両親で，さらに，きょうだいにも保因者がいる可能性が高い。
　現行の政策のもと，重症型サラセミアの出生は避けられるべきだとされ
る。だが，病気をもっていたとしても，両親にとっては大切な子どもであ
ることに変わりはない。質問紙には関連する問いを含めなかったので，そ
の割合ははっきりと示せないが，筆者が話を聞いた重症型サラセミアの若
者の多くは，重症型サラセミアではない兄弟姉妹とも分け隔てなく両親か
ら愛されて育ったと話していた。一方で彼（女）たちは，自分の体調が悪
くなるたびに翻弄され，苦労する家族の姿もみてきている。したがって上

記の質問への答えは，彼（女）らが属すコミュニティで共有されていた価値観や，保因者である両親も含めた家族との関係性，個人的な経験などにも影響を受けているものとして理解する必要がある。

　最初の質問，重症型サラセミアの婚前保因者スクリーニングと保因者どうしの結婚の回避にかんしては，3人の無回答者，1人の反対者がいただけで，その他の47人は賛成と回答した。つぎに重症型サラセミアの胎児の出生前診断については，無回答者が3人，反対者が5人，賛成者が43人，重症型サラセミアの胎児の人工妊娠中絶については，無回答者が3人，反対者が8人，賛成者が40人だった。総合的にみれば，重症型サラセミアの出生を「予防」する婚前スクリーニング，出生前診断，人工妊娠中絶にかんして，重症型サラセミアの人々の多数は賛成派だといえる。だが，人工妊娠中絶の反対者数は出生前診断の反対者よりわずかに多く，また，この二つは婚前スクリーニングの反対者よりも多かった。

　賛成者と反対者の意見

　それでは，賛成者と反対者は，どのような考えをもっているのだろうか。それぞれの意見を聞いてみよう。回答者Fさん（20歳代女性）は，すべての予防策に賛成していることについて，次のように語った。

　　重症型サラセミアが生まれてこないように，全部がとても大事だと思う。宗教的に人工妊娠中絶は反対だという人もいるけれど，重症型サラセミアの（胎児の）人工妊娠中絶は，絶対にやったほうがいいから，もっと（情報を）広めたほうがいいと思う。
　　———それは，なぜですか？
　　どうやったら生まれないかがわかっていて，こんな大変な病気の子を産むのは馬鹿げているでしょう。

　重症型サラセミアの出生「予防」政策は，生命を維持するために多額の医療費がかかる重症型サラセミアの子の出生が，家族に重い経済的・精神

182

的な困難を強いることになると同時に，国家の負担にもなるという根拠で正当化されている。重症型サラセミアの若者たちもこの考え方を共有しており，家族と国の負担にならないよう同じ病気の子は生まれないほうがいいという意見をもっているのだと考えられる。

　一方，次の回答者Gさん（30歳代女性）は，婚前保因者スクリーニングには賛成だが，重症型サラセミアの胎児の出生前診断と人工妊娠中絶には反対していた。重症型サラセミアの胎児の人工妊娠中絶にかんして，調査助手のSくん（重症型サラセミア男性）とGさんのあいだで，次のようなやりとりがあった。

　　Gさん：（重症型サラセミアの胎児の出生前診断と人工妊娠中絶について，回答欄にチェックを入れながら）これには反対……。
　　Sくん：え？反対？（重症型サラセミアの子は）生まれてこないほうがいいんじゃない？
　　Gさん：あなた自身も重症型（サラセミア）の患者でしょう？（人工妊娠中絶ということは）もう子宮のなかで命が宿っているのに，重症型（サラセミア）だから殺すってことなのよ。賛成するの？
　　Sくん：そんなふうに考えたことはなかった。
　　Gさん：あらそう。でも，私はそう思うから反対なの。

　調査助手のSくんはサラセミア協会の広報部のメンバーで，毎年5月に催される国際サラセミアの日の行事では，街中にテントを張って人々にサラセミアの遺伝にかんする情報を記した冊子を配布する仕事をしていた。また，地方テレビ局の放送に出演し，婚前スクリーニングや献血の必要性を話す広報活動にも従事していた。そのような立場もあって，出生を「予防」する方法がわかっているのに重症型サラセミアの子を産むことは「馬鹿げている」とするFさんと同様の意見で，すべての出生「予防」策に賛成していた。

　上記のGさんは質問紙を渡した最初の回答者だったため，SくんはGさんの反対意見に驚いた様子で，意味をとらえかねているようだった。し

かし，次の回答者Hさん（20歳代女性）の重症型サラセミアの子の生を肯定する説明には，納得がいったようだった。Hさんは重症型サラセミアの胎児の人工妊娠中絶にのみ反対していた。

　（重症型サラセミアの胎児の人工妊娠中絶について）私は健常者と結婚したので，この問題はなかったのだけれど……。妊娠して受診したとき，担当の医師が，あなたの子は重症型（サラセミア）になることはない，でも重症型（サラセミア）の子だって産まれてくる権利はあるし，幸せにもなれると言ってくれた。このことが，なぜかすごく嬉しかったの。だから，その意味で，ここは……反対ね。

避妊手術にたいする考え

　次の卵管結紮と精管結紮にかんする質問は，質問紙調査を実施する前に筆者がイスファハンのサラセミア・センターに通っていた際，重症型サラセミアどうしが結婚した場合には避妊手術をすることが「義務である」と思っている人が多かったことを受けて質問した内容だった。避妊手術は義務ではないが，医療者からも家族からも強く推奨される。たとえば，次のような会話があった。

　Iくん（20歳代男性）：ねえ，先生（看護大学の教員として認識されていたため，筆者はこう呼ばれていた），先生はほかの国にもたくさん行っているって聞いたけど，日本やほかの国でも，イランのように重症型（サラセミア）どうしの結婚は反対されるんですか？もし（重症型サラセミアどうしで）結婚したら，イランのように子どもをつくらないようにしなければならないんですか？

　Jくん（20歳代男性）：（筆者と二人きりのときにこっそりと）重症型（サラセミア）の女性と結婚して，精管結紮の手術を受けた重症型（サラセミア）の友だちが何人かいて，みんな，手術をしてから性欲がなく

なってしまったって言うんですけど，本当にそうなるんですか？

K くん（20 歳代男性）：（重症型サラセミアの女性にプロポーズすることを
考えていたところ）重症型（サラセミア）の女性と結婚した友だちが，
もし彼女と結婚するなら，男性ホルモンの検査と精子の検査をした方
がいいって言うんです。（無精子症の可能性もあるが）もし精子があっ
たら精管結紮の手術をしなければならないから。

　医学的には，精管結紮をしたからといって性欲がなくなるわけではない。
しかし，重症型サラセミアの男性にとって避妊手術を受けさせられるとい
うことは，強いストレスを感じる出来事で，不安も大きいようだ。J くん
や K くんが友だちから情報を得ていたように，サラセミア・コミュニティ
内では，自分たちに特有の性に関連した話題が共有されており，それが避
妊手術にかんする質問にたいしても反映されている。
　卵管結紮と精管結紮の賛否にかんしては，無回答者がそれぞれ 4 人，5
人，反対者が 19 人，16 人，賛成者が 27 人，29 人，個別回答をした者が
各 1 人いた。男性の精管結紮より女性の卵管結紮に反対する者が若干多い。
反対者からは，女性の手術のほうが身体にたいする侵襲が大きく，一度卵
管結紮をしたら卵管を再通させることは困難だからという説明がなされた。
また，「個別回答」とした 1 人は，「夫婦でよく話し合い，納得がいった場
合に限って賛成」という意見を質問紙の回答欄に書いていた。
　これらの回答からは，重症型サラセミアの若者たちが避妊手術について
詳しい情報を共有していることが推測される。さらに，この話題は彼（女）
らにとって重要で，その是非について具体的に考えてみたことがある人が
多いがゆえに，細かい註釈や説明がつけられたのだと推察できる。婚前ス
クリーニングや出生前診断よりも反対者が多いのは，重症型サラセミアと
の結婚で現実的となるこの質問が，彼（女）らにとっては直接的な身体へ
の脅威に感じられる事柄だからだと考えられる。

VI　生殖補助医療の利用

生殖補助医療利用の可能性

　2016年12月，ドバイに住む重症型サラセミアの女性が凍結保存していた卵巣組織を自家移植し，自分の卵子と健常者の夫の精子を用いて体外受精を行って子どもを出産したという報道があった（Chatruvedi 2016）。この女性は，9歳のとき重症型サラセミアの根本治療として骨髄移植を受けるために渡英した。骨髄移植では，それに伴う化学療法で不妊になる可能性が高い。そこで骨髄移植前に右卵巣を摘出し，卵巣組織を凍結し保存しておいた。9歳という幼い女児から採取した卵巣組織の自家移植が成功したことで，このニュースは英語メディアで大きく報道された。

　こうした最新の試みではなくても，生殖補助技術が新しいかたちで重症型サラセミアの男女に利用され，話題になることがある。たとえば，トルコでは第三者からの卵子提供が禁止され，海外に渡航して精子・卵子の提供を受けるのも禁止となっている。しかし，2015年には，トルコ人の重症型サラセミアどうしのカップルが北キプロスに渡航し，そこで卵子提供を受けて子を妊娠し出産したというニュースがあった。トルコのサラセミア・コミュニティのなかで，これは新たな選択肢として話題になっていた。

　トルコとは異なり，イランでは生殖補助医療にかんして比較的自由な解釈がなされ，そのほとんどの実践が許可されている（巻末付録表付-1）。不妊症をもつ可能性が高く，重症型サラセミアのパートナーと結婚した場合には実子をもてない重症型サラセミアの人たちも，生殖補助医療の利用の可能性を視野に入れている。結婚した，あるいは結婚を考えている重症型サラセミアの男女のあいだでは，卵子提供や代理出産などの利用可能性について話題にのぼることが珍しくない。

　生殖補助医療の利用について，質問紙調査では「必要があれば不妊治療を受けますか？」と質問した（表5-1）。ここでいう「不妊治療」には，回答者の約4割が受けていた不妊症予防のための性ホルモン補充療法は含ま

れず，人工授精，体外受精，顕微授精，卵子提供，精子提供，胚提供，代理出産が例としてあげられていた。これにたいし，30人が「受ける」，10人が「受けない」と答え，既婚男女それぞれ2人が実際に不妊治療を受けたと答えていた。

　必要があれば，生殖補助技術を活用して子どもをもつことは可能だが，10人が「不妊治療を受けない」と答えていたように，重症型サラセミアの男女の場合，あえて生殖補助技術を利用しないという選択肢もある。この選択は，宗教規範や男性性，女性性の問題，情報不足，経済的問題といった背景からではなく，より身体的，あるいは遺伝的な問題と深くかかわっている。

　たとえば，無精子症や無月経など，治療を受けても自分自身の精子や卵子での妊娠が難しいとわかっている人たちがいる。また，子が100％重症型になる重症型サラセミアの相手と結婚した，あるいは結婚を望んでいて，実子をもつこと自体を諦めている人もいる。第三者から卵子提供や精子提供，胚提供を受けることも，代理母に出産を依頼することも可能だが，高額な費用がかかる。自らも継続的な治療が必要な状況で，そこまでして子をもとうとは思わない人もいる。

　不妊であるという事実に向き合う姿勢については，このほかのいくつかの点で，重症型サラセミアの男女に特有の傾向がみてとれる。質問紙調査（表5-1）では，「あなたは不妊ですか？」との問いに，重症型サラセミアの既婚男性3人，既婚女性2人が「はい」と答えていた。男性にとって不妊は男性性の危機に直面する事態で，イランでは男性が不妊であることを認めず，実際には不妊でない妻に強制的に自分の側に問題があると言わせる状況も存在する（Abbasi-Shavazi, McDonald, and Hosseini-Chavoshi 2008, 13）。このようなイランの文化的環境において，3人の男性が「不妊」である状況についてはっきり回答したのは驚くべきことである。サラセミア・コミュニティ内に限っては，不妊にたいするスティグマが比較的小さい，あるいは，それを話してもいい特殊な雰囲気が存在していることがうかがい知れる。

　また，重症型サラセミアの男女は，実子をもつことにたいするこだわり

も小さいようだ。イスラーム法では養子を実子と偽ることを禁止しているが，イランでは養子縁組が認められている（「コラム　イラン　養子縁組制度の新展開」を参照）。しかし，一般の不妊症の男女においては，生殖補助技術の利用で実子をもつことを重視し，養子縁組を希望しない夫婦が8割以上と高率だとする研究結果がある（Bokaie et al. 2012,431）。これにたいして筆者の調査では，重症型サラセミアの回答者51人中，18人が養子縁組に賛成し，実際に2組のカップルが養子縁組を検討中という回答が得られた[6]。

重症型サラセミアの子を生むこと

少数意見だが，重症型サラセミアの子は生まないという規範に反する考えもあった。前出のAさん（30歳代女性）は，重症型サラセミアの夫とのあいだの妊娠と出産について，次のように話してくれた。

> 私は不妊ではないの。何も問題はない。でも，夫は子どもの話をしない。これは私にとっては，すごく楽よ。ただ，子どもが欲しいと思うこともある。私たちの子どもは，重症型（サラセミア）になるけれど，それもいいと思っているの。私も夫も重症型（サラセミア）といっしょに育ってきたから，どんなときにどのような対処をすればいいかよく知っている。それなら，重症型（サラセミア）の子どもの面倒も十分みられると思う。でも，妊娠（の継続）と分娩は（身体的に）難しいかもしれない。だから，いまは私の卵子と夫の精子を使って代理出産ができないか考えていて，ケルマーン州にいる医師に相談しに行ってみようと思っているの。

Aさん夫婦は決して裕福ではない。二人が代理出産で子をもつためには，Aさんの卵巣から卵子を採取し，それを夫の精子と顕微授精させた胚を代理出産する女性の子宮に移植し，着床させなければならない。重症型サラセミアの胎児を流産することなく出産するまでには多額の費用がかかり，

これを捻出するのは困難かもしれない。だが，いくぶん非現実的にもみえるこうした選択が不可能ではないと話す A さんの言葉の真意は，重症型サラセミアの子どもを産むこと，そして重症型サラセミアの患者として生きることにたいする肯定感にある。

　一生涯にわたる治療やさまざまな合併症，社会からの偏見に悩まされたとしても，A さんは，自分が重症型サラセミアの女性として生きてきた実感として，その人生は決して悪くないと考えていた。A さんに限らず，筆者の参与観察中には，重症型サラセミアの若者たちの自己肯定感あふれた言動にふれる出来事が多々あった。これは，結婚とリプロダクションにかんし，彼（女）ら独自の選択を可能にする要素でもある。彼（女）らの決断は，病気とともにある自分こそが「普通」だとする生活感に根ざしているようだ。

　前述したペルシャ語校閲者のイラン人女性は，「病気をもっている彼（女）らに結婚の選択肢などない」と想像していた。しかし調査からは，健常者と結婚し，必要があれば生殖補助技術を利用して子をもうけるという展望をもつ人もいれば，周囲の反対に遭いながらも重症型サラセミアの相手と結婚して，不妊治療もせず子をもたない家族生活を選ぶ人もいるとわかった。あるいは実子でない養子と暮らすという選択肢を視野に入れる人もいた。こうした選択を，重症型サラセミアという遺伝性疾患と生きる人たち一人ひとりが自己肯定の家族像へ向かう一歩ととらえるのは，決して楽観的すぎる解釈ではないだろう。

　　おわりに

　本章では，さまざまな生殖医療の実践が可能な現在のイランにおいて，サラセミアという遺伝性血液疾患患者，とくに重症型サラセミアの若者たちの選択に注目し，結婚し，子をもつこと，家族をつくることにたいして，彼（女）らが重視する価値観について記述した。次世代にサラセミアの遺伝子を伝える可能性を考慮し，重症型サラセミアの出生の「予防」が推奨

される状況で，家族の意向に従った，あるいは国の方針に沿った選択もあった。だが，そこには病気をもって生きる彼（女）らにとっての「普通」を優先した生活を享受するための決断も含まれていた。

　ここで紹介した重症型サラセミアの結婚とリプロダクションにかんする選択は，重症型サラセミアの若者の人口が多い現在のイランで，限定的にみられる状況かもしれない。今回調査に含めなかった18歳以下の重症型サラセミアの子どもたちは，重症型サラセミア出生「予防」政策によってその数が激減している。また，可能な治療の進歩によって顕著な外見上の変形や合併症がなく成長し，重症型サラセミアの患者であることを隠して生活している子もいる。そのため，彼（女）たちが結婚適齢期になって直面する問題や選択肢は，現在とは異なっている可能性が高い。

　生殖医療は，病気が原因で起こる不妊症状に悩む人たちの生活に大きな変化をもたらした。それは避けられないと思われていた不妊症という合併症を予防し，困難だと思われてきた妊娠・出産を可能にすることで，彼（女）たちの人生の選択を広げることにつながっている。しかし，イランにおいてそれは，望まない遺伝的特性をもった子の出生を回避しなければならないという社会的圧力が受容される過程と平行して普及した技術でもある。今後は，優生政策との関連を議論しなければならない点も含めて，こうした変化のなかで生起する新しい状況を追っていきたいと考えている。

〔注〕
(1)　本調査はイスファハン医科大学調査研究倫理委員会の承認を得て実施された。なお，本章では他国の状況についてふれないが，サラセミアをめぐるグローバルな実践と議論を理解したうえでイランの状況が示せるように，イギリス，トルコ，アラブ首長国連邦，ヨルダン，タイの医療機関や患者団体を訪問し，関係者インタビューを実施したほか，アメリカ，ドイツ，ネパールの患者団体や活動家とも情報交換を行った。さらに，トルコの4都市（アダナ，ハタイ，イズミル，アンカラ）では，イスファハンで実施した質問紙調査と同様の調査を実施している。
(2)　重症型サラセミアの結婚とリプロダクションの選択は，保因者の人々の選択とは異なる文脈で理解しなければならない。サラセミアの保因者は軽度の貧血症状をもつが，定期的な輸血は必要なく，健常者と変わりない生活ができる。外見上の変化もなく，スティグマを負わされることもない。保因者どうしの結婚を希望しなければ，サラセミアの遺伝子をもつことも知らされず，「健康な者」として扱われてい

る。しかし，重症型サラセミアをもつ人々の身体的な状態，社会的な立場，また遺伝的な特質を考慮すると，保因者とは異なる選択肢の検討が必要となる。保因者どうしの夫婦のリプロダクションの選択については Hosoya（2017）を参照されたい。

(3)　以下はイランにおける人工妊娠中絶の位置づけの変遷について詳しく紹介した細谷（2017a）を参照。

(4)　イランで保因者の多い β サラセミアには種々の変異があり，実際の遺伝形式はより複雑である。ここではごく簡潔な説明として，イランで情報提供に用いられている資料を参考に，常染色体劣性遺伝の法則にそって（小杉 2015）図 5-1 で示した。

(5)　本書のカバーの写真を提供してくれたフォト・ジャーナリストのニコプールさんもシーラーズに住む重症型サラセミアの男性である。

(6)　筆者の 2016 年までの調査では，重症型サラセミアの男女が養子を育てている例を 2 組知る機会があった。しかし，養子縁組にかんする新法（「コラム イラン 養子縁組制度の新展開」参照）に養親の条件として「不治の病［*bīmarī-hā-ye saʻb-ol-ʻelāj*］に冒されていない者」と明記されたため，「不治の病」に分類される重症型サラセミアの患者は養子を育てることができなくなった。質問紙に「養子縁組を検討中」と記載していたカップルも，2017 年 11 月には，福祉施設から重症型サラセミアであることを理由に養親にはなれないと言われ残念だと話していた。こうした制限によって，重症型サラセミアの男女の意見にも変化が出てくるかもしれない。

〔参考文献〕

＜日本語文献＞

小杉眞司 2015.「単一遺伝子疾患とメンデル遺伝学」福嶋義光監修『遺伝医学やさしい系統講義 18 講』メディカル・サイエンス・インターナショナル 69-79.

細谷幸子 2016.「イランにおける生殖補助医療に関する倫理的議論と実践」村上薫編『中東イスラーム諸国における生殖医療と家族』研究会調査報告書，日本貿易振興機構アジア経済研究所 38-54.（http://www.ide.go.jp 内に掲載。2017 年 12 月 3 日最終アクセス）.

―― 2017a.「イランの『治療的人工妊娠中絶法』をめぐる議論」『生命倫理』27（1）72-78.

―― 2017b.「イランにおける重症型サラセミア患者の結婚とリプロダクションへの看護支援を考える」『日本遺伝看護学会誌』16（1）59-69.

＜英語文献＞

Abbasi, Ehsan, Shamsi Gooshki, and Neda Allahbedashti 2014. "Abortion in Iranian Legal System," *Iran J Allergy Asthma Immunol* 13(1):71-84.

Abbasi-Shavazi, Mohammad Jalal, Marcia C. Inhorn, Hajiieh Bibi Razeghi-Nasrabad, and Ghasem Toloo 2008. "The 'Iranian ART Revolution': Infertility, Assisted Reproductive Technology, and Third-Party Donation in the Islamic Republic of Iran," *Journal of Middle East Women's Studies* 4(2):1-28.

Abbasi-Shavazi, Mohammad Jalal, Peter McDonald, and Meimanat Hosseini-Chavoshi 2008. "Modernization or Cultural Maintenance: The Practice of Consanguineous Marriage in Iran," *Journal of Biosocial Science* 40(6):911-933.

Abbasi-Shavazi, Mohammad Jalal, S. Philip Morgan, Meimanat Hossein-Chavoshi, and Peter McDonald 2009. "Family Change and Continuity in Iran: Birth Control Use Before First Pregnancy," *Journal of Marriage and Family* 71(5):1309-1324.

Abolghasemi, Hassan, Ali Amid, Sirous Zeinali, Mohammad H. Radfar, Peyman Eshghi, Mohammad S. Rahiminejad, Mohammad A. Ehsani, Hossein Najmabadi, Mohammad T. Akbari, Abdolreza Afrasiabi, Haleh Akhavan-Niaki, and Hamid Hoorfar 2007. "Thalassemia in Iran: Epidemiology, Prevention, and Management," *Journal of Pediatric Hematology/Oncology* 29(4):233-238.

Aghajanian, Akbar 2013. "Recent Divorce Trend in Iran," *Journal of Divorce and Remarriage* 54(2):112-125.

Aghajanian, Akbar, and Amir H. Merhyar 1999. "Fertility, Contraceptive Use and Family Planning Program Activity in the Islamic Republic of Iran," *International Family Planning Perspectives* 25(2):98-102.

Bokaie, Mahshid, Tahmineh Farajkhoda, Behnaz Enjezab, Pooran Heidari, and Mojgan Karimi Zarchi 2012. "Barriers of Child Adoption in Infertile Couples: Iranian's Views," *Iranian Journal of Reproductive Medicine* 10(5):429-434.

Cappellini, Maria Domenica, Alan Cohen, John Porter, Ali Taher, and Vip Viprakasit 2014. *Guidelines for the Management of Transfusion Dependent Thalassemia (TDT)*, 3rd ed. Nicosia Cyprus：Thalassemia International Federation.

Chatruvedi, Arushi 2016. "Woman in Dubai Has Baby from Ovarian Tissue She Got Frozen When She Was 9 Years Old," *healthmeup*, 17 December（http://www.indiatimes.com 内に掲載。2017 年 2 月 18 日最終アクセス）.

Cowan, Ruth Schwartz 2008. *Heredity and Hope: The Case for Genetic Screening*, Cambridge: Harvard University Press.

Erfani, Amir 2015. "Family Planning and Women's Educational Advancement in Tehran, Iran," *Canadian Studies in Population* 42(1-2):35-52.

Fallah, Mohammad-Sadegh, Ashraf Samavat, and Sirous Zeinali 2009. "Iranian National Program for the Prevention of Thalassemia and Prenatal Diagnosis: Mandatory Premarital Screening and Legal Medical Abortion," *Prenatal Diagnosis* 29(13):1285-1286.

Gholipour, Hassan F., and Mohammad Reza Farzanegan 2015. "Marriage Crisis and Housing Costs: Empirical Evidence from Provinces of Iran," *Journal of Policy Modeling* 37(1):107-123.

Ghotbi, N., and T. Tsukatani 2005. "Evaluation of the National Health Policy of Thalassaemia Screening in the Islamic Republic of Iran," *La Revue de Santé de la Méditerranée orientale* 11(3):308-318.

Hosoya, Sachiko 2017. "Changes in Attitudes towards Marriage and Reproduction among People with a Genetic Illness: A Study of Patients with Thalassemia in

Iran," *Anthropology of the Middle East* 12(2):28-45.

Kazem, Mohammad, and Ali Ardalan 2009. "An Overview of the Epidemiology of Primary Infertility in Iran," *Journal of Reproduction and Infertility* 10(3):213-216.

Khalajabadi-Farahani, Farideh 2015. "Unmet Needs of Adolescent and Young People's Sexual and Reproductive Health in Iran," *Journal of Reproduction and Infertility* 16(3):121-122.

Mehrdad, Ramin 2009. "Health System in Iran," *JMAJ* 52(1):69-73.

Miller, Benjamin F., Clair Brackman Keane, and Marie T. O'Toole 2005. *Encyclopedia & Dictionary of Medicine, Nursing & Allied Health*, Revised Reprint, 7th ed. Philadelphia: Saunders.

Mostaghim, Ramin, and Sarah Parvini 2015. "'White Marriage' a Growing Trend for Young Couples in Iran," *Los Angeles times* 29 May（http://www.latimes.com 内に掲載。2017 年 2 月 18 日最終アクセス）.

Rousseau, Sophie 2014. "Two Decades of Reproductive Biomedicine and Stem Cell Biology in Iran: the Royan Institute," *International Journal of Developmental Biology* 58:643-647.

Saffi, M., and N. Howard 2015. "Exploring the Effectiveness of Mandatory Premarital Screening and Genetic Counselling Programmes for β-Thalassemia in the Middle East: A Scoping Review," *Public Health Genomics* 18(4):193-203.

Saniei, Mansooreh, Elnaz Jafari Mehr, Saeed Shahraz, Ladan Naz Zahedi, Ala Melati Rad, Saye Sayar, Roya Sherafat Kazemzade, Ahmad Shekarchi, and Mohammad Reza Zali 2008. "Prenatal Screening and Counseling in Iran and Ethical Dilemmas," *Community Genetics* 11:267-272.

Schneider, Irene 2016. "Polygamy and Legislation in Contemporary Iran: An Analysis of the Public Legal Discourse," *Iranian Studies* 49(4):657-676.

Strauss, Bernard S. 2009. "Genetic Counseling for Thalassemia in the Islamic Republic of Iran," *Perspectives in Biology and Medicine* 52(3):364-376.

Taghizadeh, Ziba, Abouali Vedadhir, Fatemeh Bayani, Fereshteh Behmanesh, Abbas Ebadi, Abolghasem Pourreza, Mohammad Jalal Abbasi-Shavazi, and Ali Bijani 2017. "Family Planning Practice by Patterns of Marriage in the North of Iran," *Iranian Journal of Public Health* 46(1): 66-75.

Zafari, M., and M. Kosaryan 2014. "Marriage and Child Bearing in Patients with Transfusion-Dependent Thalassemia Major," *Journal of Obstetrics and Gynaecology Research* 40(8):1978-1982.

Zegers-Hochschild, F., G.D. Adamson, J. de Mouzon, O. Ishihara, R. Mansour, K. Nygren, E. Sullivan, S. Vanderpoel, International Committee for Monitoring Assisted Reproductive Technology, and World Health Organization 2009. "International Committee for Monitoring Assisted Reproductive Technology (ICMART) and the World Health Organization (WHO) Revised Glossary of ART Terminology, 2009," *Fertility and Sterility* 92(5):1520-1524.

＜中東諸語文献＞

Iranian Student News Agency 2016. "pūshesh-e 85 dar sadī-ye hazīne-hā-ye darmān-e nābārvarī az emrūz,"［本日から不妊治療の費用の 85％を政府が補助］1395 shahrīvar 9［2016 年 8 月 3 日］（http://www.isna.ir 内に掲載。2017 年 2 月 18 日最終アクセス）.

養子縁組制度の新展開

細　谷　幸　子

はじめに

　「イスラーム法では養子縁組を禁止している」。そう聞いたことがある人もいるかもしれない。しかしながら，本書の第1章で生殖補助医療に関連したイスラーム法の規範のひとつとして紹介したように，正確には養子を実子と偽ること，すなわち血縁を偽ることの禁止を指している。イランでは，1979年のイラン革命以前に養子縁組を規定する法が国会で可決され（1975年），この法を根拠として一般的に養子縁組が行われてきた経緯がある。この法は，イランが革命を経てイスラーム共和国となってからも内容が残され，改正法が公布された2013年まで効力をもっていた。

　ここでは，2013年に公布された養子縁組にかんする改正法，「保護者がいない，あるいは保護者に保護能力のない児童と青少年の援護にかんする法」[*qānūn-e hemāyat az kūdakān va javānān-e bī-sar-parast va bad-sar-parast*]⁽¹⁾をめぐる議論を追いながら，不妊夫婦が養親となることとの関連も含めてイランの養子縁組の現状について紹介したい。

　2013年の改正法は，その名称に改正前の旧法「保護者のいない子の援護法」にはなかった「保護者に保護能力のない児童と青少年」という語が挿入されている。このことから，改正法には薬物依存等の問題をもつ親の子の養育問題への対策が盛り込まれているとみることができる（Financial Tribune 2016）。一方で，改正の背景には，不妊者の増加，不妊治療の選択肢の多様化（精子・卵子提供，胚提供，代理出産など）にともない，不妊夫

婦に養子縁組を勧めるねらいがあったとも考えられる。

2013年の改正法

2013年の改正法（37条からなる）の内容は，以下のようにまとめられる。
(1) 養親の条件

子どもがいる夫婦でも子どものいない夫婦でも，海外に居住するイラン人夫婦でも，養親になれるとしている。子どものいない夫婦は，結婚後5年以上で（不妊診断書があれば5年以内も可），夫婦のどちらかが30歳以上であるなら，子どもを養子にできる。また，養親として選ばれる優先順位は低くなるが，独身の女性も30歳以上であれば養親になれる。この場合，養子は6〜7歳までの女児となる。

養親は「犯罪歴がなく，行為能力制限者ではなく，薬物やアルコールの依存症がなく，不治の病に冒されていない者で，イラン憲法にある宗教のひとつを信仰し，心身が健康で，経済力があり，子を養育する能力があり，行いがよい者」とされている。

(2) 養子の条件

養子になるのは，両親・父方祖父が特定できない子，あるいは両親・父方祖父・後見人が死亡した子，または両親・父方祖父・後見人に子を養育する能力がないとみなされた子である。養子の年齢は前法では12歳までだったが，改正法では「16歳以下」に引き上げられた。

(3) 養育環境

養子が養親の家にひきとられたあと，ソーシャルワーカーの「指導のもとで6カ月間の試験的な養育」期間を経て，養親として適切だと判断された場合，正式な令（許可）が出る。試験的な養育期間中に，ソーシャルワーカーが3回訪問することになっている。養親は経済的な養育義務を負う。また，イスラーム法では，養親と血縁関係にない養子は相続を受けられないとしている。これが養子縁組のもっとも大きな問題点なので，改正法では，相続ではなく贈与として，養親はその財産の3分の1までを養子に与えることができるとしている。

⑷　身分証明書の記載

　1975 年法では，養子は（生物学的親ではなく）養親の名前で身分証明書をつくらなければならないとされ，養子の出自は隠されていた。改正法では，両親の名前がわかっている子が養子になる場合，身分証明書に生物学的な親の名前を記載しなければならなくなった。

法改正に際して議論となった論点

　法改正に際して，物議を醸したのはおもに次の 3 点だった。1 点目は養子と養親の結婚にかんしてで，これがもっとも大きな論争となった。イスラーム法の多数派の解釈では，養親と養子は「マフラム」[*mahram*]，すなわち結婚できない近親者どうしの関係性にはならないとされる。つまり，養親と養子が異性である場合，その見解に従えば，両者は親子関係をたもったまま結婚できることになる。最高指導者ハーメネイー師は，養親と養子の結婚にたいして不快感を示しているものの，両者はマフラムの関係性にはならないと強調している（Halvayipour and Rahgosha 2015, 68）。これらを受けて改正法では，イスラーム法の解釈との整合性が重視され，「養親と養子の結婚は禁止」だが，管轄裁判所が許可した場合は結婚できると規定された。

　これにたいして，国会審議の段階から，とくに子どもと女性の権利にかかわるイラン国内外の活動家たちを中心に，養子縁組が幼児婚を推奨することになる，性的虐待の温床となるとして，条文の削除を求める運動が起きた（Khabar-gozārī-ye tasnīm 2014）。しかし，結局，2013 年の公布の際，この条文が入ったままの法案が承認された（第 26 条注）。改正法施行後，3 人の養親が自分の養子と結婚したという報告もあり（Khabar ānlāyin 2014），現在でも，この点にたいする批判が続いている。

　2 点目は，子の出自の開示にかんしてである。1975 年の法では，養子の出自は隠すことが前提とされていた。だが，イスラーム法の一般的な解釈に照らし合わせると，養親と養子は法的な親子関係にすぎず，子の親はあくまで生物学的な親とされる。改正法では，養親の名前と家族名が記載さ

れた養子の新しい身分証明書に，元の親の名前と家族名も記載されること
になった。さらに18歳になった時点で養子が望めば，元の親の名で身分
証明書をつくり直すことができるとされた。これにたいして，身分証明書
の記載は養子にスティグマを与える，将来養子が自分で身分証明書の記載
を変更できることで養親の不安感が強まり，養育に悪影響が出るなどの批
判が起きた（Farzand-khāndegī dar īrān 2013）。

　3点目は，独身女性が養親になることにたいする批判である。保護者が
いない（適切な人物でない）子にとっては「家族」による養育がもっとも
重要なので，改正法では，受け皿拡大のために独身女性も含めることに
なった（Fardanews 2015）。これにたいして，独身女性はひとりで子育て
の役割を果たせないとする批判がある一方で，そうした批判を男性優位主
義の偏見だとする意見もあり（BBC Persian 2016），議論はわかれている。

　　イランの養子縁組の現状

　それでは，イランではどのような子どもたちが養子縁組を結び，養親の
ところで育つのだろうか。養育者がいない児童の保護を行っている国家福
祉機構によると，イラン国内で現在，約2万2000人の子どもが国家福祉
機構の監督下にある。そのうち，9000人の子どもが全国にある508の施
設で暮らしていて，1万3000人の子どもが養親を含む「信頼できる家族」
のもとで生活している。

　子どもたちが生活する施設は，以前は「孤児院」[yatīm-khāne] と呼ば
れていた。しかし，現在，施設で暮らす子どもたちの8割以上は孤児
（yatīm. 父がいない子を指す）ではなく，実の親の薬物依存，育児放棄，両
親の離婚などが理由で預けられた子どもたちである。近年の調査では，イ
ランの人口の2.5％が何らかの薬物依存症で，140万人の子どもが薬物依
存症の両親の影響を受けて育っていると推測されている（Farahani 2015）。

　国家福祉機構のサイトによると，改正法公布後，養親になりたいと希望
する者は急増している。テヘランでは2016年の1月までに1600組の夫婦
が養子縁組の申請をしており，2015年3月からの9カ月間に，230人が養

子になった（Sāzmān-e behezīstī-ye keshvar 2016）。改正法では，悪質な養育環境にあって保護された子も養子縁組の対象としているので，今後，養子になる子はさらに増え，国家福祉機構の関連施設にいる子どもたちの約50％が養子縁組をする可能性もあると期待されている（Rādyo Zamāne 2014）。

改正法では，養親の条件が拡大され，独身女性や国外に居住するイラン人夫婦でも養子縁組ができることになったが，実際の手続きにおいては，不妊と診断された夫婦が優先される仕組みになっている。これは，増加しているといわれている不妊の夫婦が，養育が必要な子の家族となることが望まれていることを示している。それでは，不妊の夫婦は養子縁組について，どのように考えているのだろうか。

イラン中部の都市ヤズドで不妊治療を受けている240組の夫婦を対象に行われた調査によると（Bokaie et al. 2012），不妊治療を受けている夫婦の82％が，養子縁組は考えてないと答えていた。その理由として（複数回答），妊娠出産ができると期待している（78％），養子をとることは不妊の正しい解決法ではない（65％），心理的に養子は受け入れられない（52％），子の親を知らないのは怖い（32％）があげられていた。治療中の夫婦は，あくまでも生殖補助医療によって，自分たちの子をもちたいと望んでいるようだ。

また，不妊治療に成功しなかった夫婦のその後を調査した研究によると（Khalili et al. 2012），不妊治療をやめた理由として，経済的な理由，希望喪失，治療の副作用などとともに養子縁組があげられていたが，その比率は5.4％の夫婦にとどまっていた。つまり，不妊で治療を受けている夫婦，あるいは不妊治療を受けても妊娠・出産に至らなかった夫婦にとって，養子縁組はひとつの選択肢ではあるが，決して積極的に選ぶ解決方法ではないと考えていいだろう。

一方で，2014〜2016年に筆者が実施したテヘランでのフィールドワーク中には，次のような意見を聞くこともあった。イランでは男性が不妊の場合，第三者からの精子提供を受けることができる。しかし，許可は出されていても，妻の卵子と第三者の精子を受精させることにたいして，これ

を姦淫とするイスラーム法学者もおり，第三者の精子の利用は忌避されている。また，父方の血統を受け継がない子を家族員として認めない文化もあり，この点でも第三者の精子の利用は好まれない。そのため，男性が不妊の場合，精子提供や胚提供を受けるくらいなら，社会のためになる養子縁組を選択しようと考える夫婦もいる。

改正法とこれから

2013年の改正法は，養子縁組によって，薬物依存や育児放棄といった社会問題と不妊に悩む夫婦や独身女性の増加という現象を組み合わせ，その両方を解決しようとする都合のよい法律にみえる。しかし，それほど簡単に一石二鳥とはいかないかもしれない。

養親になることを希望する夫婦（あるいは独身女性）は増えているが，不妊の夫婦は養子縁組を望まない傾向がある。また，健康で両親のいない幼い女児が好まれる一方で，成長した子，健康上の問題がある子，養育能力がない親をもつ子を養子にしたがる夫婦は非常に少ない。改正法の成立によって，薬物依存や育児放棄などで施設に預けられ，実の親がわかっている子の養子縁組の増加が期待されるが，実際には難しいことが予想される。イスラーム法では，相続権・扶養義務が生じるのは実の親子間のみとしている。そのため養子縁組が許可されても，後になって生物学的な親が現れ，後見の権利を主張して裁判を起こす可能性が危惧されるからである。

また，虐待や育児放棄，親の薬物問題などで施設に預けられた子たちの養育は難しく，試験的養育期間中に三度ソーシャルワーカーが訪問するだけでは，十分な指導や支援ができないだろう。さらに，養親と養子の結婚を条件付きながら可能とした改正法では，脆弱な立場にある養子を暴力や虐待から守る配慮が十分にされているとは言い難い。こうした問題への対処策も視野に入れつつ，今後の変化を見守りたい。

〔注〕
(1) http://www.rrk.ir 内に掲載。2018年2月2日最終アクセス。

〔参考文献〕

＜英語文献＞

Bokaie, Mahshid, Tahmineh Farajkhoda, Behnaz Enjezab, Pooran Heidari, and Mojgan Karimi Zarchi 2012. "Barriers of Child Adoption in Infertile Couples: Iranian's Views," *Iranian Journal of Reproductive Medicine* 10(5):429-434.

Farahani, Mansoureh 2015. "Meth, Heroin and Broken Families," (https://iranwire.com 内に掲載。2017 年 5 月 22 日最終アクセス).

Financial Tribune 2016. "What Entails Child Adoption," 20 August (https://financialtribune.com 内に掲載。2017 年 5 月 22 日最終アクセス).

Halvayipour, Mahboubeh, and Shima Rahgosha 2015. "A study on the Pros and Cons Viewpoints of Marriage with the Adopted Child in Iran," *Journal of Exploratory Studies in Law and Management* 3(1):66-71.

Khalili, Mohammad Ali, Semra Kahraman, Mete Gurol Ugur, Azam Agha-Rahimi, and Nasim Tabibnejad 2012. "Follow Up of Infertile Patients After Failed ART Cycles: A Preliminary Report from Iran and Turkey," *European Journal of Obstetrics and Gynecology and Reproductive Biology* 161(1):38-41.

＜中東諸語文献＞

BBC Persian 2016. "sad zan, 2016: man mādaram, ammā mojarrad," ［100 人 の 女 性 2016：私は母です，でも独身です］1395 āzar 8［2016 年 11 月 28 日］(http://bbc.com 内に掲載。2017 年 5 月 22 日最終アクセス).

Fardanews 2015. "sharāyet-e e'tā-ye farzand be dokhtarān-e mojarrad," ［独身女性たちに子どもを授与する条件］1394 shahrīvar 1［2015 年 8 月 23 日］(http://www.fardanews.com 内に掲載。2017 年 5 月 22 日最終アクセス).

Farzand-khāndegī dar īrān 2013. "Naqd-e mojavvez-e ezdevāj-e farzand-khānde bā sar-parast," ［養子と養親の結婚許可の批評］1392 mehr 3［2013 年 9 月 25 日］(http://iranadoption.com 内に掲載。2017 年 5 月 22 日最終アクセス).

Khabar ānlāyin 2014. "'orf-e ezdevāj bā farzand-khānde rā nemī-pazīrad: se sar-parast bā farzand-khānde-ye khod ezdevāj kardand," ［養子との結婚の慣習法を認めない——3 人の養親が自分の養子と結婚——］1393 farvardīn 5［2014 年 3 月 25 日］(http://www.khabaronline.ir 内に掲載。2017 年 5 月 22 日最終アクセス).

Khabar-gozārī-ye tasnīm 2014. "ezdevāj-e farzand-khānde bā sar-parast: mādde-ī-ye janjālī va mokhālefat-hā-ye farāvān," ［養子と養親の結婚：騒動の条項と多数の反対］1393 farvardīn 6［2014 年 3 月 26 日］(https://www.tasnimnews.com 内に掲載。2017 年 5 月 22 日最終アクセス).

Rādyo Zamāne 2014. "emkān-e pazīresh-e farzand-khānde-ye dokhtar barāye zanān-e mojarrad," ［独身女性たちのために女児の養子を承諾する可能性］1393 mordād 4［2014 年 7 月 26 日］(https://www.radiozamaneh.com 内に掲載。2017 年 5 月 22 日最終アクセス).

Sāzmān-e behezīstī-ye keshvar 2016. "yek hezār o shish-sad zouj-e tehrānī dar noubat-e pazīresh-e farzand-khānde," ［1600 組のテヘランの夫婦が養子引き受けの順番待ち］akhbār-e ostān, 1394, Dey, 26 ［2016 年 1 月 16 日］ （http://www.behzisti.ir 内に掲載。2017 年 5 月 22 日最終アクセス）.

家族をつくる，家族を生きる

村　上　　薫

　生殖補助技術によって不妊が治療可能になった現代，中東の人々は子ど
もをもつことや家族をつくることに，いかに向きあっているのか。本書で
はエジプト，トルコ，イランにおけるフィールドワークにもとづき，私た
ちにも身近な生殖補助技術による不妊の治療可能性という切り口から，家
族をめぐる人々の多様な生を描き出してきた。また，人々の行動の背景に
ある倫理の基準として宗教（とくにイスラーム）が果たした役割を検討した。
さらに，中東とその周辺地域における不妊治療の実践にかんする情報を提
示した。イタリアにおける生殖医療制度，チュニジアの家族計画，インド
の医療ツーリズム，およびイランの養子縁組についてのコラムもその一環
である。最後に，ここで描かれた個々の生の風景からみえてきたいくつか
の問題群について述べ，むすびとしたい。

「子どもをもつこと」への社会的圧力

　中東には，結婚し子をもって一人前という強固な規範があり，それが不
妊治療への潜在的需要をつくりだしてきた。フィールドワークにもとづく
各章では，そうした規範のありかや，個々の人々の生における規範の位置
づけを，人々の言葉や振る舞いをとおして具体的に描いてきた。そのなか
で印象的なのは，子どもをもつことについて生き生きと語る女性たちの姿

である。ソーシャルメディアで，子どもについて発信する女性たちもいる。他方，子どもができないことを話題にするとき，人々はより慎重になる。女性の不妊が恰好の話題になるのにたいし，男性の不妊はあたかも存在しないかのようであり，語られない。子をもつことをめぐる，人々の饒舌さと寡黙さは，子をもつことへの強力な社会的圧力の所在と，それを果たせないときに押される，男として女として失格という烙印の深刻さを物語っている。

　たとえば，エジプトの男性は，性的な活力に満ちていることや，家族に食料（扶養）と精子（父系血統を継ぐ子ども）をもたらす提供者であることを期待されている。男性の不妊は，彼に性的能力がないだけでなく，精子を提供できず父系血統を維持できないことを意味するがゆえに，女性の不妊よりも強力なスティグマが与えられる。そのため，男性の不妊はありえないものとされ，親族のあいだでも語られない。子どもができなければ，それは妻の問題として語られる。

　男性とは対照的に，女性の妊娠・出産は饒舌に語られる。カイロの女性のあいだでは，性的な親密さと，その結果としての妊娠・出産が，夫から愛される妻の証と考えられている。日常生活のなかで，同性で集うことの多い中東において，女性たちは，性交渉や妊娠，出産を語り合うことによって，互いに競いあいつつ，つながりをつくっている。結婚したのに子どものできない女性は，そうした序列化されたつながりのなかで，周縁におかれてしまう。

　不妊であることに加えて，子どもは好きではないとか，子どもは欲しくないということも，おおっぴらには語られない話題である。トルコのキャリア女性が嘆いたように，たとえ仕事のうえで成功を積んだとしても，子どもをもたないことの言い訳にはならない。妊娠や出産が困難なイランの重症型サラセミア患者の若者たちも，結婚し子どもをもつことを当然のように周囲から期待される。子どもをもたないという選択肢を排除する，そうした有形無形の圧力のおおもとには，人は子どもをもってはじめて個としても社会的にも一人前の男女として完成し，子どもをもちたいと思うのが人としての正しいありかたであるという価値観が横たわっている。

子ども観の多様化

　子をもって一人前という価値観は揺るがぬまま，しかし子どもをもつことの意味や位置づけには変化が生じている様子も浮かびあがってきた。エジプトでは経済発展に伴って高学歴化が進み，女性には妊娠と出産，子どもの躾のほかに，教育の監督者として進学を助けるという新たな役割も期待されるようになった。教育費の増加は，家族を扶養する男性の負担を増やした。子どもをもつことが，男性にも女性にも親としてより過大な負担を強いるなかでは，新たな親役割を担いきれない人もいる。子どもたちの成績をあげられず，教育者としての役割を果たせずに傷つくカイロの女性にとっては，教育費を心配する夫の反対にあっても，妊娠と出産をくりかえすことが，自尊心を回復する唯一の方法であった。彼女のなかでは，教育支出を念頭に子どもを何人もつか計画することと，六人の子をつぎつぎに産むというような価値のおき方が，せめぎあっているのである。

　トルコでも，子どもを父系血統の維持や老後の生活保障と結びつける考え方と，子どもを夫婦の愛情のうえに築かれる家族を完成させるものとする考え方とが，異なる世代や階層のあいだで併存している。ソーシャルメディア上で，子連れで遊びに出かけた家族写真をみせあったり，育児の情報を交換したりするミドルクラスの母親たちの行動は，少数の子どもにお金も手間もかける子ども中心の生活が，この階層の理想のライフスタイルとして認められたことを示している。

　働く女性が増えていることも，子どものもちかたに影響をおよぼしている。女性の高学歴化と職業進出が進むチュニジアでは，結婚後の家事育児の負担を懸念して女性が結婚をためらう結果，晩婚化・晩産化が起こり，少子化につながった。彼女たちは，いずれ出産したいと希望するが，それは職業生活や結婚生活との兼ね合いのなかで実現すべきものとされる。トルコでも，子どもを産み育てることが一人前の条件であることは変わらないまま，キャリアを積むために出産を遅らせる女性がいる。

生殖補助技術の利用——医療，お金，倫理——

　中東は，生殖補助技術を用いる不妊治療が世界的にみて盛んな地域のひとつである。人々を生殖補助技術の利用に向かわせる基本的な背景は，子をもって一人前という価値観にある。とはいえ，子どものできない人がすべて生殖補助技術を利用するわけではないし，利用する場合もどの技術なら利用可能かが問われる。現実に，人々はさまざまな条件のもとで，生殖補助技術を利用するかどうか，するのであればどの技術を利用するのか，という選択や判断を下している。本書では，人々の判断をつくるものとして，医療技術，経済的条件，そして倫理の主軸としてのイスラームに注目した。

　不妊治療は，治療を受けるという行為によって夫婦の不妊が可視化されるだけでなく，夫婦のどちらに原因があるかも検査で明らかになる。そのため，不妊を恥とする男性にとってはとりわけ，受診のハードルは高い。巻末付録では，男性の不妊症にアプローチする方法である顕微授精の利用率が中東で不自然に高い理由として，男性に原因があるかを問わずに標準的な治療法として適用されることで，男性に治療を受けやすい環境がつくられている可能性を指摘している。

　医療技術の内容も問われる。第三者提供による治療は，（父系）血統に混乱をもたらすという理由から忌避され，大半の国では禁じられている。だが卵子とちがって精子は簡単に採取できるため，トルコでは体外受精に第三者の精子が使われるのでないかという疑いが生じ，治療の普及が遅れる原因となった。もっとも，医療技術にたいする人々の感覚は不変ではなく，技術がもたらす可能性や子をもちたいという欲望とのせめぎあいのなかにある。トルコでは体外受精を警戒する人々がいる一方，子どもをもちたい一心で，秘密裏に国外に渡航し，第三者提供による治療を受けるカップルも一定数いる。イタリアでは，中東と同じく宗教と保守的な家族観のもとで従来の家族関係を脅かす第三者提供は避けられてきたが，グローバル化のなかで家族観が変化し，第三者提供にたいする抵抗が薄れた。

　医療技術の利用が，人々の感覚にあわせて調整されることもある。イスラエルは生殖医療大国だが，同性カップルの代理出産が認められていないため，規制が緩やかで安価なインドが，代理出産を希望する同性カップルのおもな依頼先となってきた。しかし同性愛への社会的反発から，インド側が同性愛者の利用を規制した。

　経済的なことがらも人々の判断をつくるもののひとつである。生殖補助技術を用いる不妊治療は高価であるために，保険診療や公的補助の有無によって，利用できる層が限られてくる。その一方で，不妊治療は高価であるがゆえに顕示的消費の対象ともなってきた。カイロのミドルクラスのあいだでは，どのクリニックを利用するかが家族の社会的地位を示すと考えられている。

　そして，不妊治療が選択肢になった時代の生き方をとりあげる本書において，行動の背景にある倫理の主軸をなすものとして考えなければならないのが，イスラームであった。先行研究ではイスラーム法学者による公的見解が，この地域における生殖補助医療の実践を規定する倫理的根拠として，主たる分析対象とされてきたからである。だが，フィールドワークにもとづく各章を通じて明らかとなったのは，医師や患者を含め，人々の語りのなかで，イスラームへの言及がほとんどなされず，第1章で紹介したファトワーやイスラーム法に照らした議論が，日常生活で直接利用されるわけではないらしい，ということであった。いったいなぜなのか。その理由については，本書ではデータが十分ではないが，ここでは第1章の議論に即し，二つの解釈の可能性を示しておきたい。

　ひとつは，イスラームが生殖補助技術の利用の是非を決定する唯一の要因ではないから，という見方である。その利用には，国家法や経済的条件，医療の水準や制度など，さまざまな条件がかかわっている。そして，イスラームは利用の方向性を定める複数の枠組みのなかのひとつでしかないのである。もうひとつは，イスラームがいわば舞台設定のなかにあるもので，そこにはあるもののあえて説明されないから，という見方である。イスラームへの直接的な言及がないことは，彼（女）らの思いや行動がイスラームとは無関係なところで形成されていることを必ずしも意味しない。

第1章でムスリムのあいだの議論の検討を通じて明らかにされたのは，イスラームは固定されていないこと，むしろ人々の営みのなかでつくられてきたものである，ということであった。イスラームとは，そこでさまざまな場面がつくられる舞台設定のようなものであるが，それは必ずしも固定的ではない。彼（女）らの願いや意思にもとづいて，その文脈は変化する。人々がことさらに言及しなかったのは，イスラームがそれほど柔軟で自然にそこにあったからだとも考えられる。さらには，グローバルな医療技術の還流や，国内政治や経済的条件の変化，そしてそのうえに登場する個々の人々の働きかけを通じて，この舞台設定は外側からもつねに変容する可能性を秘めている。

不妊からみえる家族のかたち

　中東では，男女ともに子をもって一人前という規範が強固にある。それが人々を，さまざまな条件と折り合いをつけながら，不妊治療という選択に向かわせている。不妊治療は，子のない夫婦に希望をもたらすとともに，子の有無を男として女としての評価の基準とする価値観を補強する役割も果たしているようにみえる。

　一方で，理想とされる家族のかたちは，中東においてもつねに多様性と変化のなかにある。子をもつことを規範としつつ，子をもつことの意味や位置づけには変化が生じている。さらに，不妊が治療可能になった時代にも，子をもてない人はおり，あえてもたない人もいる。本書では，そうしたさまざまな事情から子のない人生を歩む人々もまた，自らの人生にそれぞれ意味を見いだしていることを確認することができた。

　子どもはまだかという周囲の期待にこたえられず苦しむトルコのキャリア女性たちは，夫との絆のなかに不妊治療を受けることや，子をもつこと，子のない人生を生きることの意味を見いだそうとする。彼女たちは，不妊を女性として欠けた状態とみなす規範を受け入れながら，夫婦愛という別の価値観のなかで，子のない人生を肯定しようとする。

　トルコの女性の語りが，子をもつという規範に沿ったものであるのにたいして，イランのサラセミア患者の男女は，そうした規範を乗り越えた地点にいる。重症型サラセミア患者は，妊娠や出産が極めて困難な人々である。彼（女）らが子をもつためには，パートナーに健常者を選び，必要なら不妊治療を受けるという選択肢もある。しかしそうした選択肢をあえてとらず，子どもをもたずに夫婦で，あるいは恋人と二人で生きる道を選びとる人々もいる。彼（女）らは，結婚や子どもをもつことよりも愛情や思いやりを重視するが，それには，妊娠・出産が困難であることや長生きできないという見通しだけでなく，病気にたいする偏見や差別をともに経験してきた仲間のなかで育まれた価値観が影響していた。

　夫婦のロマンチックな結びつきに価値をおく家族観は，ミドルクラスや若い世代を中心に広がりをみせている。そうした家族観は，子のない結婚にも価値を与え，正当化する役割を果たすとともに，夫婦の愛の結晶としての子という感性を生んでいる。イランやトルコにおける養子縁組への関心の高まりは，あるいはそうした感性と関係しているかもしれない。

　最後に，ロマンチック・ラブで結ばれる夫婦家族だけでなく，伝統的な家族もまた，子のない人生を包摂してきたことを指摘しておきたい。オイとメイを可愛がるエジプトの夫婦の姿は，伝統的な家族観が，人々に子をもつよう求めると同時に，かりに自分の子をもてなくても，拡大家族や姻戚関係，近隣関係など豊かな人間関係のなかで人々が生きることを可能にする懐の深さをもちあわせていることを示している。中東では，イスラームの影響で養子縁組が忌避される一方，親を失った子や困窮した親族の子をひきとって養育することは，宗教的な徳として推奨されてきたことも付け加えておきたい。

　不妊治療が可能になった現在の中東で，家族をつくること，家族を生きること。その風景は決してひとつではない。伝統と変化のなかで，人々はそれぞれの状況やそれぞれの思いと折り合いをつけながら，今日も日常を紡いでいくのである。

細 谷 幸 子

I　生殖医療の背景情報

　本書では，エジプト，トルコ，イランという中東の３カ国の例から，不
妊が治療の対象となった現代における家族のあり方を考えてきた。ここで
は，各章の理解の補助となるよう３カ国を中心にコラムに関連するイタリ
ア・チュニジアとインド・イスラエルに加えて，比較のために富裕な産油
国でイスラーム国家のサウジアラビア，日本，そして比較的入手可能な情
報量が多いアメリカ，イギリスの生殖医療に関連する情報を紹介する。

　生殖医療の普及状況は，各国の法やガイドラインによる規制などの制度
的背景とともに，人口動態，経済水準や保健衛生水準にも影響を受けてい
る。高度な技術の利用に際しては，設備が整った施設の開設が必要である
と同時に，国民に高額な医療費が支払えるだけの経済力がなければならな
い。したがって，その国の医療保険制度の整備状況や，医療費の補助など
を決める国の家族政策・人口政策との関連も考慮したほうがいいだろう。

　それぞれの国の医療やリプロダクションに関連した情報を詳しく分析す
ることは本書の目的を大きく超えてしまうので，ここではあくまでも参考
のための基礎的な情報を提示するにとどめ，以下に結婚・離婚を含めた人
口動態，経済指標，保健衛生指標を紹介する。各情報は，国連（United
Nations: UN）と Espicom，世界銀行のデータベースを参照した。一部，ほ
かの資料から引用した部分は番号を付した。

人口にかんする情報

　はじめに各国の人口規模を確認しておきたい（図付-1）。本書で扱った3カ国は中東では比較的人口が多い国だといえるだろう。トルコ（7950万人），イラン（8030万人）はほぼ同程度，エジプト（9570万人）の人口がやや大きいことがわかる。

　以下，人口の変動を示すいくつかの指標を示す。図付-2で示した人口増加率は，マイナスに転じたイタリア（-0.2）や日本（-0.1）と異なり，トルコ（1.6％）とエジプト（2.0％）は世界平均（2016）の1.2％（World Bank 2017）よりも高い数値を示している。イラン（1.1％）は世界平均よりも低く，インドとチュニジアと同値となっている。

　人口増加率には，外国人労働者の流入などの社会動態も含まれる。そこで各国の出生数（人口1000対，図付-3）をみてみると，それぞれトルコ16.5，イラン17.1，エジプト27.3となっている。2015年の世界平均が19.1（World Bank 2017）であることを考慮すると，とくにエジプトで高く，トルコとイランもイタリア，イギリス，アメリカ，日本より高い値を示している。

　出生に関連して，図付-4に合計特殊出生率（女性が一生のあいだに産む子の数）を示した。3カ国の値はトルコ2.1，イラン1.7，エジプト3.3で，比較的高率のエジプトはイスラエル（3.1）とサウジアラビア（2.7）に近い値だとわかる。人口が増えも減りもしない合計特殊出生率を人口置換水準といい，2.1とされている。トルコの値は人口置換水準と同値となっている。イランは1980年代をとおしてエジプトより合計特殊出生率が高かったが，1990年代半ばから急激に下がり（Roudi-Fahimi and Kent 2007,8），人口置換水準を下回るようになった。

　一方で，65歳以上人口比をみると（図付-5），トルコ（7.7％），イラン（5.2％），エジプト（5.3％）はいずれも一桁台となっている。3カ国とも，65歳以上人口が20％を超えているイタリアや日本とは異なり，高齢化がまだ顕在化していないという特徴がある。

医療と経済に関連した情報

　つぎに，各国の経済指標として国民の生活の豊かさを示す1人あたり
GDP（US100$）では（図付-6），エジプト（3390ドル），イラン（6110ドル），
トルコ（1万150ドル）の順に上がり，トルコはエジプトの約3倍となっ
ている。世界銀行が示す2014年の世界平均は1万874ドル（World Bank
2017）で，トルコの水準と近いと考えてよいだろう。そのトルコも，イギ
リス（4万3340ドル）やアメリカ（5万5730ドル）と比較すると，4分の1
から5分の1の水準となっている。
　医療費の対GDP比率では（図付-7），もっとも高いアメリカ（17.3%）
と比較すると，トルコ（6.3%）は3分の1程度，イラン（4.5%）とエジ
プト（4.9%）は4分の1程度にとどまっている。
　1人あたりの医療費では（図付-8）トルコ（638.7ドル）はイラン（273.4
ドル）の2.3倍，エジプト（162.7ドル）の3.9倍だが，突出して高いアメ
リカ（9646.1ドル）と比較すると，その6%にすぎない。なお，世界銀行
が示す2014年の1人あたり医療費の世界平均は1058.5ドルとなっていて
（World Bank 2017），3カ国はいずれもこれを下回る値となっている。
　つぎに，医療費の公的負担率をみると（図付-9），トルコは7割を超えて
いるが，イランとエジプトは4割前後であり，医療を受ける際の自己負担
割合が大きいことがわかる。

保健・衛生・医療の基礎情報

　各国の保健衛生水準を表す指標として，図付-10に乳児死亡率（出生
1000対）を，さらに図付-11に妊産婦死亡率（出生10万対）を示した。い
ずれもインドが非常に高い数値で出生1000対乳児死亡率が37.9，出生10
万対妊産婦死亡率が190となっており，保健衛生水準が他国よりも低いこ
とがわかる。世界銀行が示す世界平均は，乳児死亡率が31.4（2015），妊
産婦死亡が216（2014）である（World Bank 2017）。エジプト，トルコ，イ

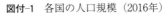

図付-1 各国の人口規模（2016年）

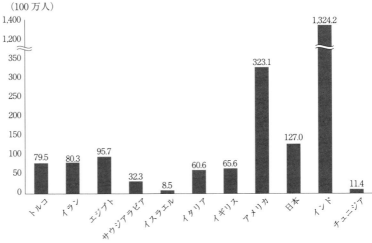

（出所）　World Bank（2017）。

図付-2 各国の人口増加率（2016年）

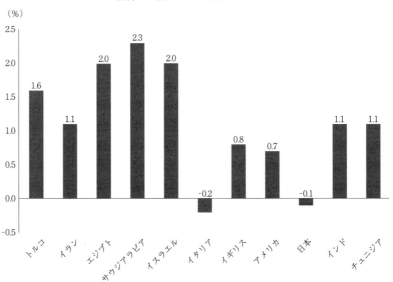

（出所）　World Bank（2017）。

図付-3　各国の生児出生数（2015年）

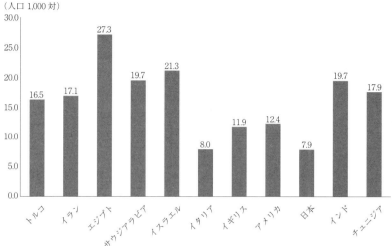

（出所）　World Bank（2017）。

図付-4　各国の合計特殊出生率（2015年）

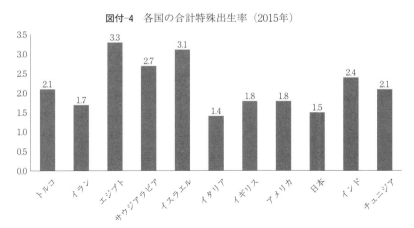

（出所）　World Bank（2017）。

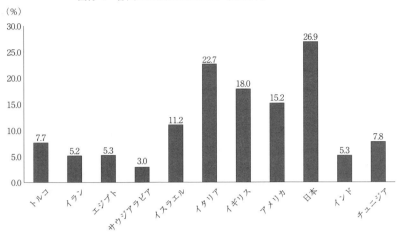

図付-5　各国の65歳以上人口比（2016年）

（出所）　World Bank（2017）。

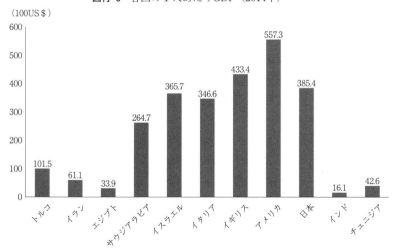

図付-6　各国の1人あたりGDP（2014年）

（出所）　チュニジアのみ総務省統計局（2016），ほかは Espicom（2014）。

図付-7　各国の医療費の対GDP比率（2014年）

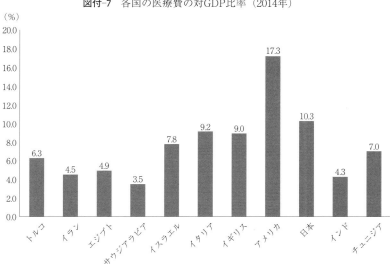

（出所）　チュニジアのみ UN（2017），ほかは Espicom（2014）。

図付-8　各国の1人あたり医療費（2014年）

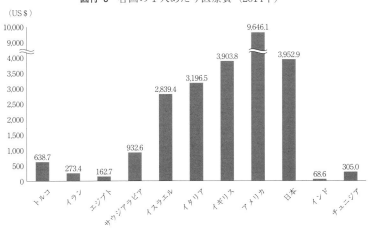

（出所）　チュニジアのみ World Bank（2017），ほかは Espicom（2014）。

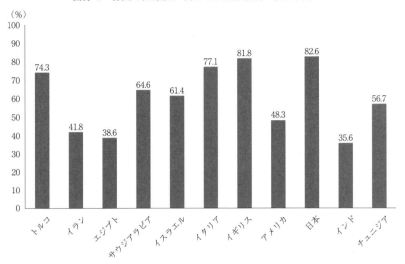

図付-9　各国の医療費に占める公的負担率（2014年）

（出所）　チュニジアのみ World Bank (2017)，ほかは Espicom (2014)。

図付-10　各国の乳児死亡率（2015年）

（出生 1,000 対）

（出所）　World Bank (2017)。

ランの３カ国は，インド・世界平均を大きく下回っているが，乳児死亡率（それぞれ 20.3, 11.6, 13.4）も妊産婦死亡率（それぞれ 45, 20, 23）も，低率な日本（それぞれ 2.0, 6）の約５倍から 10 倍の数値を示している。エジプト，トルコ，イランを比較すると，乳児死亡率・妊産婦死亡率ともにエジプトの値が高い。

　図付-12 では，各国の医療施設の状況を示す指標として病院の病床数と医療従事者数を示した。日本では病床数と看護師数（准看護師含む）が群を抜いて多いなど，国ごとの事情でそれぞれの人口比にばらつきがある。アメリカとイギリスは人口 1000 対の病床数（2.8 床，2.9 床）と医師数（2.6 人）が同水準にあるので，これと比較すると，トルコは病床数においてアメリカとイギリスと同水準（2.8 床）だが，医師数が少ない（1.8 人）。エジプトは逆に医師数はアメリカとイギリスと同程度（2.3 人）と考えてよいが，病床数が少ない（1.5 床）。イランは，人口 1000 対の病床数も少ないが（1.6 床），医師数は比較するとさらに少ない（0.9 人）という状況がある。

結婚・離婚にかんする情報

　男女が子どもをつくる力すなわち妊孕力は年齢が上昇するにともなって低下する。同様の傾向は生殖補助医療の成功率にもあてはまる。日本では，出生率が低迷する背景に晩婚化と出産の先送り（晩産化）があると指摘されてきた（岩澤・三田 2007）。そこで各国の平均初婚年齢をみると（図付-13），イタリア（男 34.6 歳，女 31.3 歳），日本（男 31.2 歳，女 29.7 歳），チュニジア（男性データなし，女 28.5 歳）では比較的年齢が高い。これに比較して，本書であつかった３カ国ではトルコ（男 28.1 歳，女 24.2 歳），イラン（男 26.8 歳，女 23.5 歳），エジプト（男 27.5 歳，女 22.1 歳）と，いずれも男性は 20 代後半，女性は 20 代前半となっている。

　女性の結婚年齢と関連して，図付-14 に女性の若年結婚数を示した。女性 1000 人のうち 15 歳から 19 歳で結婚した女性の数を示したもので，世界平均は 45 とされている。ここで示した 11 カ国では，イタリア（4）と

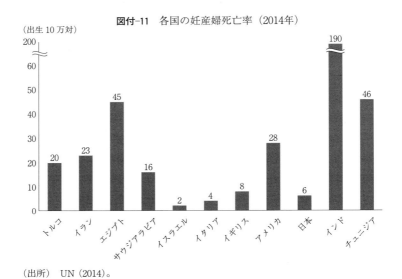

図付-11　各国の妊産婦死亡率（2014年）

（出生 10 万対）

（出所）　UN（2014）。

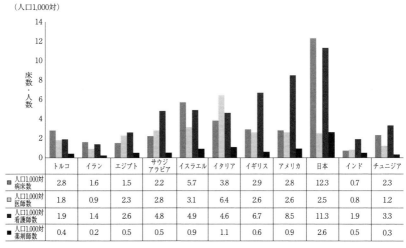

図付-12　各国の病床数・医療従事者数（2014年）

（人口1,000対）

	トルコ	イラン	エジプト	サウジ アラビア	イスラエル	イタリア	イギリス	アメリカ	日本	インド	チュニジア
人口1,000対 病床数	2.8	1.6	1.5	2.2	5.7	3.8	2.9	2.8	12.3	0.7	2.3
人口1,000対 医師数	1.8	0.9	2.3	2.8	3.1	6.4	2.6	2.6	2.5	0.8	1.2
人口1,000対 看護師数	1.9	1.4	2.6	4.8	4.9	4.6	6.7	8.5	11.3	1.9	3.3
人口1,000対 薬剤師数	0.4	0.2	0.5	0.5	0.9	1.1	0.6	0.9	2.6	0.5	0.3

（出所）　チュニジアのみ WHO（2015），ほかは Espicom（2014）。

図付-13　平均初婚年齢

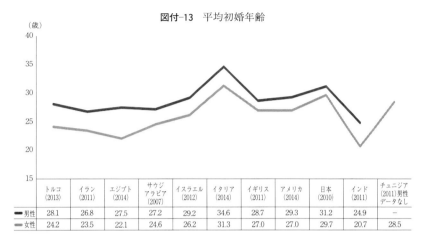

	トルコ (2013)	イラン (2011)	エジプト (2014)	サウジ アラビア (2007)	イスラエル (2012)	イタリア (2014)	イギリス (2011)	アメリカ (2014)	日本 (2010)	インド (2011)	チュニジア (2011)男性 データなし
男性	28.1	26.8	27.5	27.2	29.2	34.6	28.7	29.3	31.2	24.9	－
女性	24.2	23.5	22.1	24.6	26.2	31.3	27.0	27.0	29.7	20.7	28.5

（出所）　UN(2015)，アメリカのみ UNECE (2017)。

図付-14　女性の若年（15〜19歳）結婚数

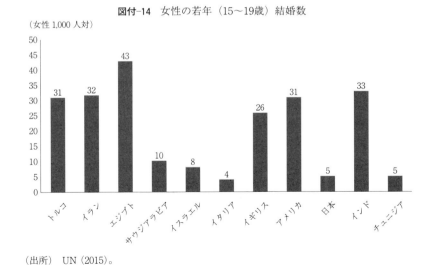

（出所）　UN (2015)。

（人口1,000対）

	トルコ (2013)	イラン (2013)	エジプト (2013)	サウジアラビア (2005)	イスラエル (2012)	イタリア (2013) (2012)	イギリス (2011) (2012)	アメリカ (2011)	日本 (2014)	インド (データなし)	チュニジア (2006) (1995)
■婚姻率	7.9	10.1	10.7	5.2	6.4	3.2	4.5	6.8	5.1	−	8
■離婚率	1.6	2.0	1.9	1.1	1.7	0.9	2.0	2.8	1.8	−	0.9

（出所）　チュニジアのみ UN（2009），ほかは UN（2015）。

　日本（5），チュニジア（5）が低く，エジプト（43）が高い数値となっている。トルコ（31）とイラン（32）はアメリカ（31）と同水準である。

　図付-15 に示した人口 1000 人にたいする婚姻率では，トルコ（7.9），イラン（10.1），エジプト（10.7）とも他国と比較して高い。これは，法的な結婚をせず男女が同棲することに不寛容な文化と関連があるかもしれない。ここで示した離婚率は人口にたいする比率なので婚姻率と比較すると，日本では 3 組に 1 組，トルコ，イラン，エジプトでは 5 組に 1 組の割合で離婚になると理解できる。

II　生殖医療にかんする情報

中東の生殖補助医療

世界約 60 カ国の生殖補助医療クリニックのデータをとりまとめている

報告によると（Dyer et al. 2016），2008 年から 2010 年の 3 年間に，対象国では生殖補助技術を利用した治療が 446 万 1309 サイクル実施され，114 万 4858 人が出生した。2010 年には世界で人口 100 万人あたり 474 サイクルの不妊治療が行われていると推測されており，体外受精・顕微授精では，採卵一回ごとに 19.8％が出産に至っている。近年ではとくに凍結胚移植の利用が増加している。

2010 年の報告は，妊娠を希望して 5 年以上子どもを授からなかったカップルが世界で約 4850 万組いたとしている（Inhorn and Patrizio 2015,3）。世界保健機関（WHO）の定義において不妊症は「避妊することなく男女が通常の性交を継続的に行っているにもかかわらず，一年間臨床的妊娠の成立をみない生殖器系の病状」であることを考慮すると，実際に不妊症に悩むカップル数はこれを大幅に上回ることが推測される。平均で 9％，多い地域では 30％のカップルに不妊症がみられるとの報告もある（Inhorn and Patrizio 2015,2）。

2000 年以前，体外受精（in vitro fertilization: IVF）が可能な施設のほとんどは富裕な欧米諸国に集中していたが，2000 年代中頃から中東諸国にも IVF が実施できるクリニックが普及した。人口 100 万人にたいする生殖補助医療の実施サイクル数を比較した資料では，イギリス 609（サイクル，以下略），イタリア 582，日本 562，アメリカ 413 と比較して，イスラエルの 3263（世界 1 位），レバノン 1618，ヨルダン 1500 など，中東のいくつかの国で実施されているサイクル数が非常に多いことが指摘されている。（Adamson 2009,352）。この背景には，中東諸国で文化的に結婚と出産が重視されている状況がある。不妊治療は夫婦の関係性を持続させる重要な要素となっており，体外受精が可能なクリニックの数の増加とともに公的な医療保険や医療費補助制度が整備されるなど，生殖補助医療へのアクセシビリティへの便宜が図られている。

公的な医療保険・医療費補助制度として，トルコでは 2005 年に IVF が医療保険の給付対象となった。2012 年には国民皆医療保険制度が導入され，これにより，IVF クリニックの数が増加し，富裕層・中間層でなくても不妊治療が受けられるようになった（第 4 章参照）。エジプトとイラン

では，政府系の IVF クリニックが非富裕者向けに比較的安価で不妊治療を提供している。イランでは，2016 年に公立病院で不妊治療を受ける場合，保健省が費用の 85％を負担すると発表した（Iranian Student News Agency 2016）。

　また，報告によると（Dyer et al. 2016,1607），中東では顕微授精の施術率が高いという特徴がみられている。顕微授精は男性の不妊症にアプローチする方法だが，男性不妊は男性性を脅かすものと認識されやすく，男性が治療に協力しないという問題が起こりうる。しかし，中東諸国では顕微授精の施術率が 100％に近く，標準化された治療として定着している。同施術率はアジアで 55％，ヨーロッパで 65％であることを考慮すると，この割合は不自然に高く，不妊症ではない男性の精子を使う場合でも顕微授精が実施されている可能性が高い。報告では理由を明記していないが，標準化されていれば顕微授精が直接的に男性不妊と結びつけられなくなるので，男性がスティグマを付与されずに不妊治療が受けられる環境がつくられているのではないかと推察される。

各国の生殖医療に関連した情報

　ここでは表付-1 に生殖医療に関連する情報を示した。扱ったのは，前節と同様，トルコ，イラン，エジプト，サウジアラビア，イスラエル，イタリア，イギリス，アメリカ，日本，インド，チュニジアの 11 カ国である。人口統計の基礎データ，医療一般にかかわるデータの下に，国際生殖学会連合（International Federation of Fertility Societies）の報告から，生殖補助医療に関連した新しい情報を掲載している（Jones et al. 2010; Ory, Miller, and Horton 2016; Ory et al. 2013）。さらに人工妊娠中絶や避妊法など，子を生まないための医療にかんする情報も提示した。

　生殖補助医療は日々進歩し発展している技術を含むため，短期間で情報が変化する。審議中だった法案が通ったり，逆に廃案になったりして，法的位置づけが大きく変わることもある。法律やガイドラインで規定している内容に条件付きで特例が設けられていたり，宗教的な指針を根拠に法と

は異なる実践がみられたりすることもある。そのため文献によって情報に差異があり混乱がみられている。また，資料によって扱っている国や技術に偏りがある。国際生殖学会連合の資料はもっとも網羅的に，かつ詳細に各国の最新情報を紹介しているが，それでも情報がない項目や詳細が不確かな項目，明らかに間違っている項目が確認された。

　そこで表付-1 では，情報が欠損している項目，国際生殖学会連合の資料と制度上の位置づけと実践が異なる項目，詳細が不明確，あるいは不正確な項目について，ほかの文献・資料をできるかぎり参照し，特記事項として番号をふり表の下に参照元を記した。以下に，表付-1 の番号に対応するかたちで，それぞれの用語の定義と説明を記す。なお，エジプト，トルコ，イランの生殖補助医療に関連したより詳しい情報として，村上（2016）がインターネット上に公開されているので，そちらも参照されたい。

表付-1　各国の生殖補助医療データ

一般情報

			トルコ	イラン	エジプト	サウジアラビア
1	人口（100万人）（2016）		79.5	80.3	95.7	32.3
2	人口増加率（2016）		1.6	1.1	2.0	2.3
3	65歳以上人口比（2016）		7.7	5.2	5.3	3.0
4	出生（人口1,000対）（2015）		16.5	17.1	27.3	19.7
5	乳児死亡（出生1,000対）（2015）		11.6	13.4	20.3	12.5
6	妊産婦死亡（出生10万対）（2013）		20	23	45	16
7	平均寿命（2015）		75	76	71	74
8	合計特殊出生率（2015）		2.1	1.7	3.3	2.7
9	平均初婚年齢	男性	28.1	26.8	27.5	27.2
		女性	24.2	23.5	22.1	24.6
		参照年	2013	2011	2014	2007
10	婚姻率		7.9（2013）	10.1（2013）	10.7（2013）	5.2（2005）【5】
11	離婚率		1.6（2013）	2.0（2013）	1.9（2013）	1.1（2005）【5】
12	若年（15～19歳）結婚数（女性1,000人対）（2010～2015）		31	32	43	10
13	GDP（US$bn）（2014）		769.9	479.5	278.2	777.4
14	1人あたりGDP（100US$）（2014）		101.5	61.1	33.9	264.7
15	医療費の対GDP比率（%）（2014）		6.3	4.5	4.9	3.5
16	1人あたり医療費（US$）（2014）		638.7	273.4	162.7	932.6
17	医療費に占める公的負担の割合（%）（2014）		74.3	41.8	38.6	64.6
18	医療機器国内市場合計（US$mn）（2014）		2,208.0	689.7	641.8	1,972.3
19	1人あたり医療機器市場（US$mn）（2014）		29.1	8.8	7.7	67.2
20	医療機器貿易　輸入（US$mn）（2014）		2,207.0	726.9	573.0	1,980.1
21	医療機器貿易　輸出（US$mn）（2014）		402.0	7.6	92.9	20.0
22	薬品国内市場合計（US$bn）（2014）		9.0	1.7	2.5	6.6
23	1人あたり薬品市場（US$）（2014）		120.2	22.0	30.2	225.4
24	薬品貿易　輸入（US$mn）（2011）		4,241.7	1,448.5	1,317.9	3,617.3
25	薬品貿易　輸出（US$mn）（2011）		524.6	140.4	241.5	277.6
26	人口1,000対病床数（2014）		2.8	1.6	1.5	2.2
27	人口1,000対医師数（2014）		1.8	0.9	2.3	2.8
28	人口1,000対看護師数（2014）		1.9	1.4	2.6	4.8
29	人口1,000対薬剤師数（2014）		0.4	0.2	0.5	0.5

イスラエル	イタリア	イギリス	アメリカ	日本	インド	チュニジア
8.5	60.6	65.6	323.1	127.0	1,324.2	11.4
2.0	-0.2	0.8	0.7	-0.1	1.1	1.1
11.2	22.7	18.0	15.2	26.9	5.3	7.8
21.3	8.0	11.9	12.4	7.9	19.7	17.9
3.3	2.9	3.5	5.6	2.0	37.9	12.1
2	4	8	28	6	190	46
82	83	82	79	84	68	75
3.1	1.4	1.8	1.8	1.5	2.4	2.1
29.2	34.6	28.7	29.3	31.2	24.9	—
26.2	31.3	27.0	27.0	29.7	20.7	28.5
2012	2014	2011	2014【22】	2010	2011	2011
6.4 (2012)	3.2 (2013)	4.5 (2011)	6.8 (2011)	5.1 (2014)	—	8.0 (2006)【5】
1.7 (2012)	0.9 (2012)	2.0 (2012)	2.8 (2011)	1.8 (2014)	—	0.9 (1995)【5】
8	4	26	31	5	33	5
286.1	2,116.6	2,752.0	17,978.9	4,895.2	2,034.6	47.4【1】
365.7	346.6	433.5	557.3	385.5	16.0	42.6 (2014)【6】
7.8	9.2	9.0	17.3	10.3	4.3	7.0【1】
2,839.4	3,196.5	3,903.8	9,646.1	3,952.9	68.6	305【29】
61.4	77.1	81.8	48.3	82.6	35.6	56.7【29】
1,187.8	9,398.9	11,306.4	133,823.1	31,078.2	3,724.5	—
151.8	153.9	178.1	414.8	244.7	2.9	—
928.2	6,059.0	8,020.0	38,883.0	13,345.0	2,761.0	—
1,872.1	4,118.0	6,083.0	45,665.0	6,964.0	1,288.0	—
2.1	27.6	36.1	352.8	112.6	15.4	—
272.1	452.6	572.5	1,093.7	885.8	12.3	—
1,519.5	17,735.5	22,056.0	62,447.2	15,449.3	1,122.6	—
7,003.2	15,862.6	31,792.0	35,342.2	3,200.9	5,968.3	—
5.7	3.8	2.9	2.8	12.3	0.7	2.3 (2013)【7】
3.1	6.4	2.6	2.6	2.5	0.8	1.2 (2007〜2013)【7】
4.9	4.6	6.7	8.5	11.3【14】	1.9	3.3 (2007〜2013)【7】
0.9	1.1	0.6	0.9	2.6	0.5	0.3 (2007〜2013)【7】

生殖医療にかんする情報

		トルコ	イラン	エジプト	サウジアラビア
30	ART 実施施設数	153 (2016)	62 (2016)	58 (2013)【2】	50 (2016)
31	関連する法令・ガイドライン	生殖補助医療の実践と生殖補助医療センターにかんする省令 (2014)【25】	不妊夫婦にたいする胚提供の方法にかんする法 (2003)【19】 幹細胞の科学と技術にかんする国家基本方針 (2013)【23】	保健人口省省令 238 号 (2003)【12】	IVF 部門,胚と不妊のマネージメントにかんする法令第 1870/1/12 (発行年不明)【9】
32	認可付与団体	なし	不明	あり【2】	あり
33	国の医療保険 医療費補助制度など	あり 23～40 歳未満の女性は 3 サイクルまで IVF 保険適用 (1 サイクル目 30%, 2 サイクル目 25%, 3 サイクル目 20%)【17】	あり 2016 年 8 月より国立病院での不妊治療の費用の 85% は国が補助【13】	なし【2】 ―	あり【2】 民間医療保険で全額償還【2】
34	婚姻状態	婚姻関係にある夫婦のみ許可	婚姻関係にある夫婦のみ許可	婚姻関係にある夫婦のみ許可【2】	婚姻関係にある夫婦のみ許可
35	胚移植	許可	許可	許可【2】	許可
36	移植できる胚の数	35 歳以上と過去 2 回の妊娠失敗は 2, それ以外は 1【17】	規制なし	35 歳以下 2, 35 歳以上あるいは過去の妊娠失敗 3, 40 歳以上 4～5【2】	40 歳以下は 2～3, 40 歳以上で IVF 3 回以上はそれ以上個数【18】

イスラエル	イタリア	イギリス	アメリカ	日本	インド	チュニジア
34 (2016)	350 (2016) しかし【8】に162施設は人工授精のみとあり	78 (2016)	410 (2016)	587 (2016)	1,000 (2016)	9 (2016)
卵子提供法 (2010)【8】 代理出産法 (1996)【8】 卵子の凍結にかんする保健省通達 (2011)【21】 精子バンクと人工授精にかんするガイドライン (1992)【8】 体外受精ガイドライン (1987)【8】 精子提供ガイドライン (1979)【8】	補助生殖医療規則にかんする法律 (40号法) (2004) (2015大幅改正)【8】	ヒトの受精および胚研究にかんする法律 (1990) (2004/2008改正)【26】 ヒトの受精および胚研究認可局実施要綱【27】 ヒト生殖クローニング法 (2001)【28】	不妊クリニックの成功率および認定にかんする法律 (連邦法・1992) / 統一親子関係法 (統一法案・1973) (2000改訂) / 各州で異なる法【8】 精子提供 / 卵子提供 / 胚提供 / 代理出産にかんするガイドライン (米国生殖医療学会実行委員会・生殖補助技術学会実行委員会)【8】	ヒトに関するクローン技術等の規制に関する法律 (2000) 日本産科婦人科学会の見解 (2016年時点で17項目)【10】	インド国内の生殖補助技術クリニックの認証,監督,規制のための国家ガイドライン (2005)【11】	チュニジア国家医療倫理委員会見解第1号 (1996)【9】 生殖補助医療法令 (第2003-1027) (2003)【9】
あり	なし	あり	なし	なし	なし	不明
あり	あり	あり	あり	あり【2】	なし	あり
国の医療保険 女性が子を得るまで (45歳まで) 原則無料 / 卵子提供の場合は1人の子を得るまで 女性54歳まで【8】	国の医療保険で一部負担 上限年齢と無料範囲は州ごとに異なる【8】	国の医療保険で一部負担【2】	民間医療保険で一部負担 (保険によって適用範囲が大きく異なる)【2】	国の医療保険で一部負担 (地方自治体より一部償還)【2】	—	国の医療保険で一部負担【2】
婚姻関係問わず許可 独身女性許可 レズビアン女性許可 ゲイ男性不可 (2014承認⇒廃案【8】)	婚姻関係にある夫婦許可 同棲異性カップル許可 独身者・同性カップル不可【8】	婚姻関係問わず許可 独身男性許可 独身女性許可 レズビアン・ゲイカップル許可 半陰陽者とトランス・ジェンダー許可	婚姻関係問わず許可 独身男性許可 独身女性許可 レズビアン・ゲイカップル許可 半陰陽者とトランス・ジェンダー許可	婚姻関係にある夫婦のみ許可	婚姻関係にある夫婦許可 / 婚姻なし安定した関係性のカップル許可 / 独身女性許可【2】 レズビアン・ゲイカップル不可	婚姻関係にある夫婦のみ許可
許可	許可	許可	許可	許可	許可	許可
医学的理由の例外除き1【2】	規制なし【8】	40歳未満最大2, 40歳以上最大3, 提供卵子・胚は最大2【18】	40歳以下2, 40歳以上3	1, しかし複数サイクル35歳以上は2【16】	例外的状況をのぞき3【18】	規制なし

		トルコ	イラン	エジプト	サウジアラビア
37	精子	許可（医学的適応のみ）【17】	許可	不明	許可
38	卵母細胞	許可（医学的適応のみ）	許可	許可【2】	許可（医学的適応のみ）
39	受精卵	許可（医学的適応のみ）	許可	許可【2】	許可（医学的適応のみ）
40	卵巣・精巣組織	許可（医学的適応のみ）	許可（医学的適応のみ）	許可【2】	許可
41	受精卵の凍結保存期間	5年	制限なし	5年【2】	制限なし
42	死後生殖	不許可	項目31の法に記載なし実施【4】	不許可	項目31の法に記載なし
43	精子提供	不許可	許可	不許可【2】	不許可
44	卵子提供（卵母細胞提供）	不許可	許可	不許可【2】	不許可
45	胚提供	不許可	許可（提供者は夫婦のみ）【19】	不許可【2】	不許可
46	子が要請した場合のドナー情報提供	－	身元特定できないドナー情報のみ可	－	－
47	顕微授精	許可	許可	許可【2】	許可
48	減胎（数）手術	条件付き許可	条件付き許可	許可【2】	条件付き許可
49	単一遺伝子	許可	許可	許可【2】	許可
50	着床前診断 染色体異数性	許可	許可【18】	許可　実施されず【2】	許可
51	IVF代理出産	不許可	許可	不明	不許可
52	受胎物の位置づけ	心臓活動が確認され次第（ファトワー）	4カ月（制定法とファトワー）【24】	定義されず（宗教家と法律家と医療専門家とのあいだで論争）	イスラームの示す受胎から4カ月（ファトワー）【9】
53	性別選択（男女産み分け）	不許可	許可	実施【2】	許可

イスラエル	イタリア	イギリス	アメリカ	日本	インド	チュニジア
許可	許可	許可	許可	許可	許可	医学的適応は許可
許可	許可	許可	許可	許可	許可	医学的適応は許可
許可（医学的適応のみ）	不許可⇒許可【2】	許可	許可	許可	許可	医学的適応は許可
許可（卵巣組織は医学的適応のみ）	不明	許可	許可	許可	許可（医学的適応のみ）	医学的適応は許可
制限なし	廃棄できない【8】	10年	制限なし	被実施者の夫婦継続期間，女性の生殖年齢を超えない【16】	項目31のガイドラインに記載なし	5年（延長可）【2】
本人に明確な拒否がない限り許可【8】	不許可	許可　実施	許可　実施	不許可	許可	不許可
許可【8】	許可【8】	許可	許可	許可	許可	不許可
許可 ユダヤ人ドナーは独身女性のみ可【8】	許可【8】	許可	許可	医学的適応のみ許可　指定された施設で実施【15】	許可	不許可
許可【8】	許可【8】	許可	許可	不許可	許可	不許可
身元特定できない情報のみ可【2】	身元特定できる／できない情報ともに不可【2】	身元特定できる／できない情報ともに可	身元特定できる／できない情報ともに可	項目31の日本産科婦人科学会の見解に記載なし	身元特定できないドナー情報のみ可【2】	－
許可	許可	許可	許可	許可	許可	許可
条件付き許可	不許可	許可	許可	項目31の日本産科婦人科学会の見解に記載なし	許可	許可
許可	許可	許可	許可	許可	許可	許可　実施されず
病気の可能性ある場合実施	許可	許可	許可	許可【16】	許可	不許可 実施されず【2】
許可 しかし異性夫婦のみ【8】	不許可	非営利のみ許可【3】	許可	不許可	許可	不許可【2】
40日（宗教的見解）【2】	受精時【2】	出生時（制定法）	生存能力	－	項目31のガイドラインでは20週【2】	－
不許可	不許可	不許可	許可	不許可	不許可	不許可

			トルコ	イラン	エジプト	サウジアラビア
54	人工妊娠中絶 〇 許可 × 不許可	母の生命維持	〇	〇	〇	〇
		母の身体的健康維持	〇	×	×	〇
		母の精神的健康維持	〇	×	×	〇
		レイプ・近親相姦	〇	×	×	×
		胎児の障害	〇	〇	×	× 治療法のない疾患・障害をもつ胎児のみ中絶許可するファトワーあり 実施【20】
		経済・社会的理由	〇	×	×	×
		要請に応じて	〇	×	×	×
55	現代的な避妊法実施率		47.4%（2013） IUD 16.8% コンドーム 15.8% 女性避妊手術 9.4% ピル 4.6%	57.0%（2010〜2011） ピル 15.0% 女性避妊手術 14.2% コンドーム 13.8% IUD 8.1% 注射型避妊薬 3.5% 男性避妊手術 2.8%	56.9%（2014） IUD 30.1% ピル 16.0% 注射型避妊薬 8.5% 女性避妊手術 1.2%	現代的避妊法についてはデータなし

（出所）特記事項【数字】がない場合，各国の項目 1-5, 7-8 は World Bank (2017)。各国の項目 6 は UN (2014)。各 Miller, and Horton (2016)。各国の項目 42 は Ory et al. (2013)。各国の項目 52 は Jones et al. (2010)。各国の項目 （特記事項情報）

【1】UN (2017)【2】Ory et al. (2013)【3】上里・成澤 (2008)【4】Samani et al. (2008)【5】UN (2009)【6】総婦人科学会 (2016)【11】Ministry of Health and Family Welfare, Government of India (2005)【12】エジプト保健 Student News Agency (2016)【14】厚生労働統計協会 (2015, 460) から推察するに，これは准看護師も含む数だと Jones et al. (2010)【19】不妊夫婦にたいする胚提供の方法にかんする法［*qānūn-e nahve-ye ehdā-ye janin be* 科学と技術にかんする国家基本方針［*sanad-e melli-ye 'olūm va fanāvarī-hā-ye sellūl hā-ye bonyādī*］(2013 年) *Uygulamaları ve Üremeye Yardımcı Tedavi Merkezleri Hakkında Yönetmelik*］(2014 年)【26】ヒトの受精および HFEA 実施要綱［Human Fertilisation and Embryology Authority]【28】ヒト生殖クローニング法［Human

以下に，それぞれ参照した資料の定義に沿って各用語の説明を記す。

(1)　人口とは，一国に居住する人々の総数を指す。

(2)　人口増加率とは，前年度の人口から増加した人口の割合を指す。

(3)　65 歳以上人口比とは，その国の全人口にたいする 65 歳以上人口の割合を示している。

(4)　ここで示す出生とは，人口 1000 人あたりの出生数を指している。

(5)　ここで示す乳児死亡とは出生 1000 にたいする生後 1 年未満の乳児の死亡数を指している。

イスラエル	イタリア	イギリス	アメリカ	日本	インド	チュニジア
○	○	○	○	○	○	○
○	○	○	○	○	○	○
○	○	○	○	×	○	○
○	○	×	○	○	○	○
○	○	○	○	×（しかし，ほかの事由を適用し実施）	○	○
×	○	○	○	○	○	○
×	○	×	○	×	×	○
1967 以降データなし	40.6%（1995～1996） ビル 14.2% コンドーム 14.2% 女性避妊手術 6.0% IUD 5.8%	84.0%（2008～2009） ビル 28.0% コンドーム 27.0% 男性避妊手術 21.0% IUD 10.0% 女性避妊手術 8.0% 注射型避妊薬 2.0%	70.1%（2011～2013） 女性避妊手術 21.3% ビル 13.3% 男性避妊手術 11.6% コンドーム 9.4% IUD 8.9% 注射型避妊薬 1.3%	44.4%（2005） コンドーム 40.7% 女性避妊手術 1.5% ビル 1.0%	48.1%（2007～2008） 女性避妊手術 35.8% コンドーム 5.5% ビル 3.6% IUD 1.8% 男性避妊手術 1.1%	50.9%（2011～2012） IUD 25.3% ビル 19.0% 女性避妊手術 3.1% コンドーム 1.1% 注射型避妊薬 1.0%

国の項目 9-12 は UN (2015)。各国の項目 13-29 は Espicom (2014)。各国の項目 30-41，43-51 および 53 は Ory，54 は UN (2014)。各国の項目 55 は UN (2016)。ほか，特記事項情報参照。

務省統計局 (2016)【7】WHO (2015)【8】日比野由利ほか (2016)【9】UNESCO, Cairo Office (2011)【10】日本産科人口省令第 238 号にもとづく職業倫理規定 [lāʾiḥatu ādābi l-mihnati, raqamu 238 li-sanati] (2003 年)【13】Iranian 思われる【15】厚生労働省 (2003)【16】日本産科婦人科学会 (2015)【17】トルコ社会保障機構ウェブサイト【18】zoujein-e nā-bār-var] (2003 年)【20】Hessini (2007)【21】日比野由利 (2015)【22】UNECE (2017)【23】幹細胞の【24】細谷 (2017)【25】生殖補助医療の実践と生殖補助医療センターにかんする省令 [Üremeye Yardımcı Tedavi 胚研究にかんする法律 [Human Fertilisation and Embryology Act] (1990 年)【27】ヒトの受精および胚研究認可局 Reproductive Aloning Act] (2001 年)【29】World Bank (2017)。

(6) ここで示す妊産婦死亡とは，出生 10 万人にたいする妊娠中および妊娠終了後満 42 日未満の妊産婦死亡を指す。

(7) 平均寿命とは，0 歳児の平均余命を指す。

(8) 合計特殊出生率とは，女性が一生のうちに出産する子の平均数を示している。

(9) 平均初婚年齢とは，はじめて結婚した時点の年齢の平均を指す。ここでは人口静態統計の年齢別未婚率から計算した平均初婚年齢（singulate mean age at marriage）を参照している。

(10) 婚姻率とは，人口 1000 人あたりの婚姻数を意味している。

⑾　離婚率とは，人口 1000 人にたいする離婚数を示している。

⑿　若年結婚数とは，女性 1000 人にたいする 15 歳から 19 歳までの結婚数を示している。

⒀　GDP（gross domestic product）は，国内で一定期間内に生産されたモノやサービスの付加価値の合計額を指す。ここでは購買力ベースではなく為替ベースの GDP を示している。

⒁　1 人あたり GDP はその国の GDP の総額を人口で割った数で，国民の生活水準を示す指標である。

⒂　医療費の対 GDP 比率とは，その国の GDP にたいする総医療費の割合を示している。

⒃　1 人あたり医療費とは，公的・民間部門の医療費の総額を人口で割った金額を指す。医療費とは，次のサービスにたいする費用を含む。予防と治療のための医療サービス，家族計画，栄養摂取，健康維持のための緊急支援（水の供給と衛生環境の整備を除く）。

⒄　医療費に占める公的な負担割合とは，医療費のうち，公的保険などで負担される割合を意味している。

⒅　医療機器国内市場合計とは，各国の国内の医療機器市場の総額を指す。具体的には，医療用消耗品，画像診断機器，デンタルケア製品，人工装具や補助具などの取引の総額を示している。

⒆　1 人あたり医療機器市場とは，各国の国内の医療機器市場の総額を人口で割った数値を指す。

⒇ (21)　医療機器貿易の輸入，輸出とは，医療機器の国際取引の総額を示している。

(22)　薬品国内市場合計とは，各国の国内の薬品市場の総額を指す。具体的には，処方箋薬と市販薬の合計である。

(23)　1 人あたり薬品市場とは，各国の国内の薬品市場の総額を人口で割った数値を指す。

(24) (25)　薬品貿易の輸入，輸出とは，薬品の国際取引の総額を示している。

(26)　人口 1000 対病床数とは，その国の人口 1000 人にたいする病院の病

床数を指す。

⑵⑺⑵⑻⑵⑼　人口 1000 対医師数，看護師数，薬剤師数とは，その国の人口 1000 人にたいする医療従事者数を示す。

⑶⑽　ART 実 施 施 設 数 と は，生 殖 補 助 技 術（assisted reproductive technologies: ART）によって体外受精（IVF）が可能な病院，クリニックなどの数を示している。

⑶⑴　ART にかんする法令とは，生殖補助技術に関連した条項を含む国・自治体の法律を意味している。ガイドラインとは，生殖補助技術に関連した項目を含む専門家集団（医師会など）や機関のガイドラインとそれに準ずるものを指す。

⑶⑵　認可付与団体とは，生殖補助技術を提供する医療機関や医師にたいして，認可を付与する団体や機関を指す。

⑶⑶　国の医療保険，医療費補助制度などとは，国や地方自治体の医療保険や補助金制度，あるいは民間の医療保険が，生殖補助医療の費用を補助あるいは払い戻しをする仕組みの有無を指す。

⑶⑷　婚姻状態とは，生殖補助医療を受けることができるかどうかを婚姻状態によって振り分けている場合，許可される／されない条件を記している。

⑶⑸　胚移植とは，体外で卵子と精子を受精させた受精卵を子宮内に移植することを意味する。

⑶⑹　移植できる胚の数とは，胚移植が可能な場合に移植する胚の数を制限しているかどうかを示している。

⑶⑺⑶⑻⑶⑼⑷⓪　はそれぞれ精子，卵母細胞（卵子形成の元となる細胞），受精卵，卵巣・精巣の組織を凍結させ，保存する方法の許可の条件にかんする情報である。

⑷⑴　受精卵の凍結保存期間とは，体外受精あるいは顕微授精で受精した卵を液体窒素で凍結させて保存する場合に許可されている期間を指す。

⑷⑵　ここでいう死後生殖とは，夫の死後に凍結保存しておいた夫の精子を用いて妻の妊娠をうながすことを指す。

⑷ 精子提供とは，第三者から提供を受けた精子を使用して受胎を促す方法を指す。

⑷ 卵子提供（卵母細胞提供）とは，第三者から提供を受けた卵子を使用して受胎を促す方法を指す。卵巣から採取する卵子は成熟度が異なっており，時に未成熟な卵子も含むため，引用元の文献では卵子の元となる「卵母細胞」の提供と呼んでいる。卵母細胞は減数分裂によってひとつの卵子になる。

⑷ 胚提供とは，第三者の精子と第三者の卵子の受精卵すなわち胚の提供を受けることを指す。

⑷ 子が要請した場合のドナー情報の提供とは，第三者から精子あるいは卵子の提供を受けて生まれた子の出自を知る権利のことを意味している。子が成長し，生物学的な親（精子あるいは卵子の提供者＝ドナー）にかんする情報を知りたいと要請した場合の対処を指す。

⑷ ここでいう顕微授精とは，顕微操作による卵細胞質内精子注入法で，ひとつの精子をマイクロピペットで直接卵子のなかに注入する方法を意味する。

⑷ 減胎（数）手術とは，生殖補助技術によって多胎妊娠した場合に，母子の生命の危険を回避するため，妊娠初期に胎児の一部を子宮内で死滅させて数を減らす手術を指す。

⑷ ⑸ 着床前診断とは，体外受精により得られた受精卵が分割し，8細胞期前後にある段階で胚生検を行って，遺伝子が特定されている遺伝性疾患や染色体異常などを診断する方法を指す。ここでは，一種類の遺伝子の異常によって生じる重篤な疾患を検査する「単一遺伝子」着床前診断と，染色体の数的異常（トリソミーなど）を検査する「染色体異数性」着床前診断の許可・実施状況を示している。

⑸ IVF 代理出産とは，体外受精させた胚を第三者の女性の子宮に移植し，卵子の持ち主の代わりに妊娠・出産することを指す。

⑸ 受胎物の位置づけとは，妊娠過程において受精卵が人間となる，あるいは人権をもつとされる時期を定めている場合の規定を示す。

⑸ 性別選択（男女産み分け）とは，着床前診断，すなわち体外受精に

より得られた受精卵の胚生検を行って，その胚の性別を診断し，好ましい性別の胚を子宮内に移植することによって希望した性別の子を産むことを指す。

⑸　人工妊娠中絶とは，人工的な手段を用いて意図的に妊娠を中断させることを指す。ここでは，人工妊娠中絶が許可されるおもな条件について，それぞれの国の立場を示した。

⑸　現代的な避妊法実施率とは，周期避妊法や膣外射精，その他の伝統的避妊法も含めた避妊法の使用全体における現代的な避妊法の実施割合を指す。ここでは，各国におけるおもな避妊法の内訳を示した。

〔参考文献〕

＜日本語文献＞

岩澤美帆・三田房美 2007.「晩産化と挙児希望女性人口の高齢化」『人口問題研究』63(3)24-41.

上里彩子・成澤光編 2008.『生殖補助医療——生命倫理と法　基本資料編3——』信山社.

厚生労働省 2003.「精子・卵子・胚の提供等による生殖補助医療制度の整備に関する報告書」(http://www.mhlw.go.jp 内に掲載。2017年9月8日最終アクセス).

厚生労働統計協会 2015.『国民衛生の動向 2015／2016』(厚生の指標 増刊) 62(9).

総務省統計局 2016.「人口」『世界の統計 2016』(http://www.stat.go.jp 内に掲載。2017年9月8日最終アクセス).

日本産科婦人科学会 2015.「『着床前診断』に関する見解」(http://www.jsog.or.jp 内に掲載。2017年12月27日最終アクセス).

——— 2016.「倫理に関する見解——臨床・研究遂行上倫理的に注意すべき事項に関する会告——」(http://www.jsog.or.jp 内に掲載。2017年9月8日最終アクセス).

日比野由利編 2015.『報告書Ⅲ アジアの生殖補助医療』生殖テクノロジーとヘルスケアを考える研究会.

日比野由利・石原理・宇田川妙子・梅澤彩・小門穂・仙波由加里・中村裕之・森和子 2016.『諸外国の生殖補助医療における法規制の時代的変遷に関する研究』平成27年度厚生労働省子ども・子育て支援推進調査研究事業.

細谷幸子 2017.「イランの『治療的人工妊娠中絶法』をめぐる議論」『生命倫理』27(1)72-78.

村上薫編 2016.『中東イスラーム諸国における生殖医療と家族』研究会調査研究報告書，日本貿易振興機構アジア経済研究所.(http://www.ide.go.jp 内に掲載。2017年12月3日最終アクセス).

＜英語文献＞

Adamson G.D. 2009. "Global Cultural and Socioeconomic Factors That Influence Access to Assisted Reproductive Technologies," *Women's Health* 5(4):351–358.

Dyer, S., G.M.Chambers, J. de Mouzon, K.G. Nygren, F. Zegers-Hochschild, R. Mansour, O.Ishihara, M.Banker, and G.D.Adamson 2016. "International Committee for Monitoring Assisted Reproductive Technologies World Report: Assisted Reproductive Technology 2008, 2009 and 2010," *Human Reproduction* 31 (7):1588-1609.

Espicom 2014. *The World Medical Markets Factbook 2014*, Chichester: Espicom Business Intelligence.

Hessini, L. 2007. "Abortion and Islam: Policies and Practice in the Middle East and North Africa," *Reproductive Health Matters* 15(29):75-84.

Inhorn M.C., and P. Patrizio 2015. "Infertility around the Globe: New Thinking on Gender, Reproductive Technologies and Global Movements in the 21st Century," *Human Reproduction Update* 21(4):411-426.

Jones, Howard W. Jr., Ian Cooke, Roger Kempers, Peter Brinsden, and Doug Saunders 2010. *International Federation of Fertility Societies Surveillance 2010*, International Federation of Fertility Societies (https://c.ymcdn.com 内に掲載。2017年9月8日最終アクセス).

Ministry of Health and Family Welfare, Government of India 2005. *National Guidelines for Accreditation, Supervision and Regulation of ART Clinics in India*, Indian Council of Medical Research, National Academy of Medical Sciences (https://www.slideshare.net 内に掲載。2017年9月8日最終アクセス).

Ory, Steven J., Paul Devroey, Manish Banker, Peter Brinsden, John Buster, Moïse Fiadjoe, Marcos Horton, Karl Nygen, Hirshikesh Pai, Paul Le Roux, and Elizabeth Sullivan eds. 2013. *IFFS Surveillance 2013*, International Federation of Fertility Societies (https://c.ymcdn.com/sites/iffs.site-ym.com内に掲載。2017年9月8日最終アクセス).

Ory, Steven J., Kathleen Miller, and Marcos Horton eds. 2016. "IFFS Surveillance 2016." *Global Reproductive Health* 1 (e1) (http://www.iffs-reproduction.org 内に掲載。2017年9月8日最終アクセス).

Roudi-Fahimi, Farzaneh, and Mary Mederios Kent 2007. "Challenges and Opportunities: The Population of the Middle East and North Africa," *Population Bulletin* 62(2).

Samani, Reza Omani, Mahnaz Ashrafi, Leila Alizadeh, and Mostafa Mozafari 2008. "Posthumous Assisted Reproduction from Islamic Perspective," *International Journal of Fertility and Sterility* 2(2): 96-100.

UNECE 2017. "UNECE Statistical Database Mean Age at First Marriage by Sex," (http://w3.unece.org 内に掲載。2017年9月8日最終アクセス).

UN (United Nations) 2009. *World Marriage Data 2008*, NewYork: UN (http://www.

un.org 内に掲載。2017 年 12 月 27 日最終アクセス）.

────── 2014. *Abortion Policies and Reproductive Health around the World*, NewYork: UN.

────── 2015. *World Marriage Data 2015*, NewYork: UN（https://esa.un.org 内に掲載。2017 年 12 月 27 日最終アクセス）.

────── 2016. *World Contraceptive Use 2016*, NewYork: UN.

────── 2017. "Country Profile: Tunisia,"（http://data.un.org 内に掲載。2017 年 9 月 8 日最終アクセス）.

UNESCO（United Nations Educational, Scientific, and Cultural Organization）, Cairo Office 2011. *Ethics and Law in Biomedicine and Genetics: An Overview of National Regulations in the Arab States*, Cairo: UNESCO.

WHO（World Health Organization）2015. *World Health Statistics 2015*, Geneva: World Health Organization.

World Bank 2017. World Bank Open Data, World Bank Group（http://data.worldbank. org 内に掲載。2017 年 8 月 5 日最終アクセス）.

＜中東諸語文献＞

Iranian Student News Agency 2016. "pūshesh-e 85 dar sadī-ye hazīne-hā-ye darmān-e nābārvarī az emrūz,"［本日から不妊治療の費用の 85％を政府が補助］1395 shahrīvar 9［2016 年 8 月 30 日］（http://www.isna.ir 内に掲載。2017 年 2 月 18 日最終アクセス）.

Sosyal Güvenlik Kurumu［トルコ社会保障機構］. "Tüp Bebek,"［体外受精］（www.sgk. gov.tr 2018 年 1 月 31 日最終アクセス）.

【アルファベット】

IVF　→　体外受精
UAE　85, 152
WHO　→　世界保健機関

【あ行】

アーイラ（エジプト）　53, 54
アズハル　23, 68, 124
アフガニスタン　30, 150
アメリカ　5, 124, 211
アラブ首長国連邦　→　UAE
イエメン　85
イギリス　1, 23, 211
イスラーム　19, 207, 208
イスラーム法　21-23, 166, 188, 195-197
イスラーム法学者　18, 21, 22, 200
イスラエル　152
一時婚　34-36, 159
一夫多妻婚　28, 34-36　複婚もみよ
医療ツーリズム　149
医療費補助制度　161, 224
医療保険　127, 152, 163, 164, 223, 224
インホーン，マルシア　8, 13
ウスラ（エジプト）　53
英国　→　イギリス
オマーン　150

【か行】

ガーデルハック，アリー・ガーデルハッ
　　ク　18, 23-28, 35-37
カイロ人口開発会議　113

核家族　55, 56, 112
家族計画　54-56, 112, 113, 159
カトリック教会　38
家父長制　54, 87, 88
姦通　25, 34, 35, 159, 200
北キプロス　124, 186
キプロス　162
教育
　　——水準　115, 122, 134
　　——費　60, 103
　　母役割としての——　104-106
ギリシャ　124
キリスト教　19, 38, 59
クスル（トルコ）　128, 129
クルアーン　20, 21, 59, 63
血縁　25, 62, 63, 69, 144, 145, 195
結婚年齢の上昇　125　平均初婚年齢も
　　みよ
顕微授精　1, 2, 67, 68, 224, 236
合計特殊出生率　56, 86, 111, 159, 212,
　　233
コーラン　→　クルアーン

【さ行】

サウジアラビア　7, 13, 28, 85, 159, 211
サラセミア　46, 164, 165
産婦人科クリニック　96-99
シーア派　29, 30, 159, 166
出生前診断　162, 166, 182
少子化　116-119　合計特殊出生率もみ
　　よ
シラトラヒム（エジプト）　59
シンガポール　149, 150

人工授精　2, 67
人工妊娠中絶（中絶を含む）　108, 112,
　　162, 166, 182, 237
親族婚　160, 169
スティグマ　13
　不妊の——　6, 100, 121, 187
スンナ派　23
性規範　129, 159
性交渉　90, 131, 159
精子提供　2, 29, 35, 36, 44, 67, 115,
　　124, 160, 199, 200, 236
生殖医療　2
生殖（医療）ツーリズム　4, 7, 45, 124,
　　151, 152
生殖技術　2
生殖補助医療　2
生殖補助技術　2
生殖補助技術の規制　44, 66, 67, 115,
　　124, 153-155, 160
精子・卵子の売買　151
世界保健機関　2, 12
相続　29, 62, 63, 196
ソーシャルメディア　140, 159

【た行】

タイ　149, 154
体外受精　2, 68, 115, 124, 223
体外受精クリニック　67, 100, 101, 126,
　　127, 160, 161, 223
代理懐胎　67
代理出産　2, 27, 124, 151, 160, 236
乳兄弟　39, 59
地中海性貧血　→　サラセミア
着床前診断　45, 46, 160, 236
中東　5-9
同性カップル　3, 48, 152

【な行】

ナディーファ（エジプト）　98
日本産科婦人科学会　12

【は行】

ハーメネイー，アリー・ホセイニー
　　18, 29-37
バイアグラ　73
胚提供　69, 236
胚の権利　44
パキスタン　30
ハディース　21, 59, 65
バングラデシュ　150
晩婚化　118, 119　平均初婚年齢，結婚
　　年齢の上昇もみよ
避妊　55, 92, 112, 113
ヒンドゥー教　154
ファトワー　21-23, 125, 166
複婚　72, 159　一夫多妻婚もみよ
父系　53, 88, 125
不妊
　　——治療　2
　　——の医学的定義　2
　　——の医療化　3, 129-132
扶養　63-65
平均初婚年齢　85, 119, 159, 219, 233
　　結婚年齢の上昇もみよ
米国　→　アメリカ
ホモセクシュアル・カップル　→　同性
　　カップル
ホモソーシャルな社交関係　100, 136

【ま行】

ミドルクラス（中産階級を含む）　104,

　　122, 123, 134, 135
ムシャハラ（エジプト）　93-95, 109
モルディブ　150
モロッコ　7

【や行】

薬局　95, 96
ユダヤ教　19, 37, 38
養子（養子縁組を含む）　25, 26, 28, 29,
　　34, 62, 63, 144, 145, 188, 195
ヨルダン　7, 19, 223

【ら行】

卵子提供　2, 28, 29, 34-36, 44, 67, 115,
　　124, 160, 186, 236
離婚　48, 49, 72, 75, 76, 115, 159, 219
リプロダクティブ・ヘルス　115
レバノン　8, 19, 30, 35, 223

執筆者紹介（執筆順）

村上　薫（序章，第4章，終章）
所　　属　日本貿易振興機構アジア経済研究所新領域研究センター主任研究員
専　　門　トルコ地域研究
主要著作　「トルコの都市貧困女性と結婚・扶養・愛情――ナームス（性的名誉）再考
　　　　　の手がかりとして――」（『アジア経済』54（3），2013年），「愛情とお金のあ
　　　　　いだ――トルコの都市における経済的貧困と女性の孤独――」（椎野若菜編
　　　　　『シングルのつなぐ縁』人文書院，2014年），「名誉解釈の多様化と暴力――
　　　　　イスタンブルの移住者社会の日常生活をめぐって――」（『文化人類学』82
　　　　　（3），2017年）。

後藤　絵美（序章，第1章）
所　　属　東京大学 日本・アジアに関する教育研究ネットワーク特任准教授／東洋文
　　　　　化研究所准教授
専　　門　現代イスラーム研究，アジア地域文化研究
主要著作　『神のためにまとうヴェール――現代エジプトの女性とイスラーム――』（中
　　　　　央公論新社，2014年），『イスラームってなに？ シリーズ1 イスラームのお
　　　　　しえ』（長沢栄治監修，かもがわ出版，2017年），ズィーバー・ミール＝ホ
　　　　　セイニー著『イスラームとジェンダー――現代イランの宗教論争――』（山
　　　　　岸智子ほかとの共訳，明石書店，2004年）。

宇田川　妙子（コラム イタリア）
所　　属　国立民族学博物館超域フィールド科学研究部教授
専　　門　文化人類学，ジェンダー研究
主要著作　『城壁内からみるイタリア――ジェンダーを問い直す――』（臨川書店，2015
　　　　　年），『グローバル支援の人類学――変貌するNGO・市民活動の現場から
　　　　　――』（信田敏宏・白川千尋と共編，昭和堂，2017年），『仕事の人類学――
　　　　　労働中心主義の向こうへ――』（中谷文美との共編，世界思想社，2016年）。

岡戸　真幸（第2章）
所　　属　人間文化研究機構総合人間文化研究推進センター／上智大学研究機構イス
　　　　　ラーム研究センター・研究員
専　　門　人類学，地域研究
主要著作　『エジプト都市部における出稼ぎ労働者の社会的ネットワークと場をめぐる
　　　　　生活誌』（上智大学アジア文化研究所 Monograph Series，上智大学アジア文
　　　　　化研究所，2012年），「エジプト都市部で同郷者団体が果たす役割と意義
　　　　　――アレクサンドリアのソハーグ県同郷者団体の事例から――」（『日本中東
　　　　　学会年報』31（1），2015年）。

とりやま　じゅんこ
鳥山　純子（第3章）

所　　属　日本学術振興会特別研究員（PD）
専　　門　文化人類学，ジェンダー研究
主要著作　『イスラームってなに？シリーズ2　イスラームのくらし』（長沢栄治監修，
　　　　　かもがわ出版，2017年），「身に着ける歴史としてのファッション——個人
　　　　　史と社会史の交差に見るエジプト都市部の老齢ムスリマの衣服——」（『世界
　　　　　史のなかの女性たち』水井真理子・杉浦未樹・伏見岳志・松井洋子編，勉誠
　　　　　出版，2015年）。

いわさき　　な
岩崎　えり奈（コラム チュニジア）

所　　属　上智大学外国語学部教授
専　　門　北アフリカ社会経済
主要著作　『変革期のエジプト社会——マイグレーション・就業・貧困——』（書籍工房
　　　　　早山，2009年），『現代アラブ社会 ——「アラブの春」とエジプト革命——』
　　　　　（加藤博と共著，東洋経済新報社，2013年），*Rashda: The Birth and
　　　　　Growth of an Egyptian Oasis Village*,（加藤博と共著，Brill, 2016）。

まつお　みずほ
松尾　瑞穂（コラム インド）

所　　属　国立民族学博物館超域フィールド科学研究部准教授
専　　門　文化人類学
主要著作　『ジェンダーとリプロダクションの人類学——インド農村社会の不妊を生き
　　　　　る女性たち——』（昭和堂，2013年），『インドにおける代理出産の文化論
　　　　　——出産の商品化のゆくえ——』（風響社，2013年），"Solving Family
　　　　　Problems: The Role of Religious Practices for the Indian Middle Class,"
　　　　　(Crispin Bates, and Minoru Mio eds. *Cities in South Asia*, Routledge,
　　　　　2015)。

ほそや　さちこ
細谷　幸子（第5章，コラム イラン，巻末付録）

所　　属　東京外国語大学アジア・アフリカ言語文化研究所フェロー
専　　門　イラン地域研究（医療福祉）
主要著作　『イスラームと慈善活動——イランにおける入浴介助ボランティアの語りから
　　　　　——』（ナカニシヤ出版，2011年），「イランの『治療的人工妊娠中絶法』をめ
　　　　　ぐる議論」（『生命倫理』27（1），2017年），"Changes in Attitudes towards
　　　　　Marriage and Reproduction among People with a Genetic Illness: A Study
　　　　　of Patients with Thalassemia in Iran," (*Anthropology of the Middle East* 12
　　　　　(2), 2017)。

- -

PDF 版の提供を申し込みます。他の用途には利用しません。

村上　薫 編
『不妊治療の時代の中東──家族をつくる，家族を生きる──』
【アジ研選書 No.49】2018 年

住所 〒

氏名：　　　　　　　　　　　　　年齢：

職業：

電話番号：

電子メールアドレス：

［アジ研選書 No.49］

不妊治療の時代の中東 ——家族をつくる，家族を生きる——

2018 年 3 月 20 日発行　　　　　　　　　定価［本体 3,100 円＋税］

編　者　村上　薫
発行所　アジア経済研究所
　　　　独立行政法人日本貿易振興機構
　　　　千葉県千葉市美浜区若葉 3 丁目 2 番 2　〒261-8545
　　　　研究支援部　電話　043-299-9735（販売）
　　　　　　　　　　FAX　043-299-9736（販売）
　　　　　　　　　　E-mail　syuppan@ide.go.jp
　　　　　　　　　　http://www.ide.go.jp

印刷所　康印刷株式会社

出　版　案　内
「アジ研選書」

（表示価格は本体価格です）

不妊治療の時代の中東
49 家族をつくる，家族を生きる

村上　薫編　　　　2018年　245p. 3100円

男女とも「親になって一人前」とされる中東。不妊治療が急速に普及する今，人々は家族をどうつくり，生きようとしているのか。宗教倫理・医療的背景とともに，その営みを描く。

ハイチとドミニカ共和国
48 ひとつの島に共存するカリブ二国の発展と今

山岡加奈子編　　　2018年　200p. 2500円

カリブ海に浮かぶイスパニョーラ島を分け合うハイチとドミニカ共和国。日本でほとんど知られていない両国は，開発と経済発展，個人独裁の歴史，国民の生活水準，貧困と格差，大国の介入といった点で，共通点と際立った差異の両方を見せている。中米・カリブの専門家によるパイオニア的研究書。

マクロ計量モデルの基礎と実際
47 東アジアを中心に

植村仁一編　　　　2018年　204p. 2600円

分析手法としてのマクロ計量モデルの歴史，構築のイロハから各国での活用例，大規模モデルへの発展まで，東アジアを中心として解説する。また，今後同地域が直面していくであろう高齢化といった問題を取り込む試みも行う。

低成長時代を迎えた韓国
46

安倍　誠編　　　　2017年　203p. 2500円

かつてのダイナミズムを失って低成長と格差の拡大に苦しむ韓国の現在を，産業競争力と構造調整，高齢化と貧困，非正規雇用，社会保障政策の各テーマを中心に描き出す。

インドの公共サービス
45

佐藤創・太田仁志編　2017年　259p. 3200円

1991年の経済自由化から4半世紀が経過した今日，国民生活に重要なインドの公共サービス部門はどのような状況にあるのか。本書では飲料水，都市ごみ処理等の公共サービスの実態を明らかにし，またその改革の方向を探る。

アジアの航空貨物輸送と空港
44

池上　寛編　　　　2017年　276p. 3400円

国際物流の一端を担う航空貨物は，近年アジアを中心に取扱量を大きく増加させている。本書ではアジアの主要国・地域の航空貨物についてとりあげ，またASEANやインテグレーターの動きも検討した。

チャベス政権下のベネズエラ
43

坂口安紀編　　　　2016年　245p. 3100円

南米急進左派の急先鋒チャベス政権の14年間はベネズエラにとってどのような意味をもつのか。また彼が推進したボリバル革命とは何なのか。政治，社会，経済，外交の諸側面からその実態をさぐる。

内戦後のスリランカ経済
42 持続的発展のための諸条件

荒井悦代編　　　　2016年　313p. 3900円

26年にわたる内戦を終結させ，高い経済成長と政治的安定を実現したスリランカ。成長の原動力は何だったのか。南アジアの小さな多民族国家にとってさらなる経済発展のために何が必要なのか。

ラテンアメリカの中小企業
41

清水達也・二宮康史・星野妙子著　2015年　166p. 2100円

製造拠点や消費市場として注目を集めるラテンアメリカ。中小企業の特徴，産業クラスターの形成，特有の企業文化，中小企業振興政策など，中小企業に関する情報を提供する。

新興民主主義大国インドネシア
40 ユドヨノ政権の10年とジョコウィ大統領の誕生

川村晃一編　　　　2015年　333p. 4100円

政治的安定と経済成長を達成し，新興国として注目されるインドネシア。ユドヨノ政権10年の成果と限界を分析しながら，2014年のジョコ・ウィドド大統領誕生の背景と新政権の課題を考える。

ポスト軍政のミャンマー
39 改革の実像

工藤年博編　　　　2015年　225p. 2900円

23年間の軍事政権から，民政移管で誕生したテインセイン政権。民主化と経済開放を一気に進め「アジア最後のフロンティア」に躍り出たミャンマーでは，なにが変わり，なにが変わらないのか。